Kipu Lokikirja

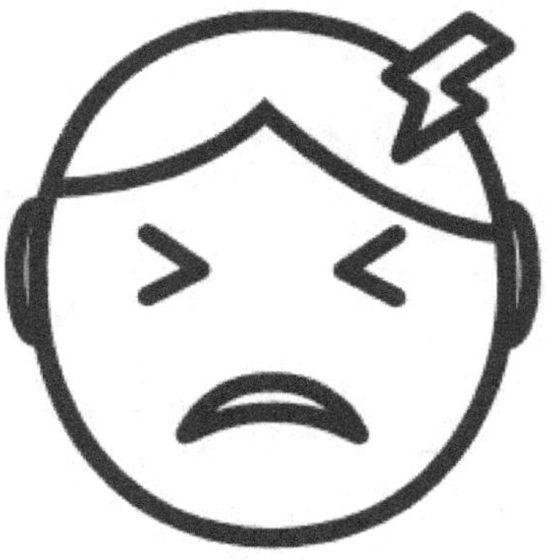

Tämä kirja kuuluu:

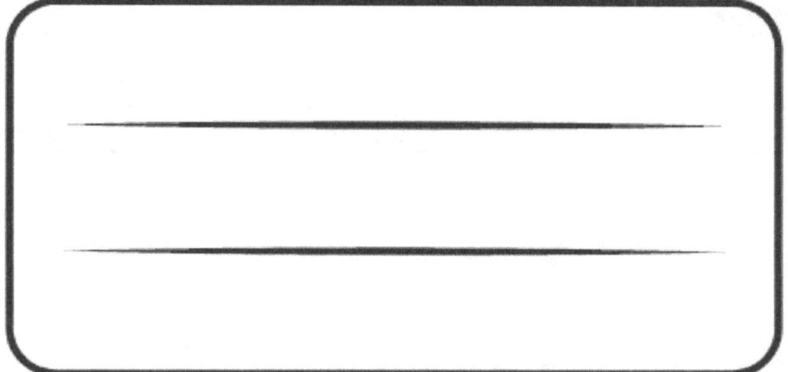

Premium-lokikirja päivämäärän, energian, aktiivisuuden, unen, kiputason/alueen, aterioiden ja monien muiden hyödyllisten asioiden kirjaamiseen.

Kipu Lokikirja

Päivämäärä :-		Maa	Tii	Kes	Tor	Per	Lau	Sun

Kipualue

Energia
☆ ☆ ☆ ☆ ☆

Toiminta
☆ ☆ ☆ ☆ ☆

Nukkuminen
☆ ☆ ☆ ☆ ☆

Alku	Loppu		Runkopaikka	
Kesto			Edestä	Takaa
			Vasen	Oikea

Vakavuusaste

1	2	3	4	5	6	7	8	9	10

Alku	Loppu		Runkopaikka	
Kesto			Edestä	Takaa
			Vasen	Oikea

Vakavuusaste

1	2	3	4	5	6	7	8	9	10

Alku	Loppu		Runkopaikka	
Kesto			Edestä	Takaa
			Vasen	Oikea

Vakavuusaste

1	2	3	4	5	6	7	8	9	10

Muut oireet	Laukaisee	Avustustoimenpiteet

Kommentit

Kipu Lokikirja

Päivämäärä :-		Maa	Tii	Kes	Tor	Per	Lau	Sun

Kipualue

Alku / Loppu

Alku	Loppu
Kesto	

Runkopaikka

Runkopaikka	
Edestä	Takaa
Vasen	Oikea

Vakavuusaste

1	2	3	4	5	6	7	8	9	10

Alku / Loppu

Alku	Loppu
Kesto	

Runkopaikka

Runkopaikka	
Edestä	Takaa
Vasen	Oikea

Vakavuusaste

1	2	3	4	5	6	7	8	9	10

Alku / Loppu

Alku	Loppu
Kesto	

Runkopaikka

Runkopaikka	
Edestä	Takaa
Vasen	Oikea

Vakavuusaste

1	2	3	4	5	6	7	8	9	10

Energia

☆ ☆ ☆ ☆ ☆

Toiminta

☆ ☆ ☆ ☆ ☆

Nukkuminen

☆ ☆ ☆ ☆ ☆

Muut oireet	Laukaisee	Avustustoimenpiteet

Kommentit

Kipu Lokikirja

Päivämäärä :-	Maa	Tii	Kes	Tor	Per	Lau	Sun

Kipualue

Energia
☆ ☆ ☆ ☆ ☆
Toiminta
☆ ☆ ☆ ☆ ☆
Nukkuminen
☆ ☆ ☆ ☆ ☆

Alku	Loppu	Runkopaikka	
Kesto		Edestä	Takaa
		Vasen	Oikea

Vakavuusaste

1	2	3	4	5	6	7	8	9	10

Alku	Loppu	Runkopaikka	
Kesto		Edestä	Takaa
		Vasen	Oikea

Vakavuusaste

1	2	3	4	5	6	7	8	9	10

Alku	Loppu	Runkopaikka	
Kesto		Edestä	Takaa
		Vasen	Oikea

Vakavuusaste

1	2	3	4	5	6	7	8	9	10

Muut oireet	Laukaisee	Avustustoimenpiteet

Kommentit

Kipu Lokikirja

Päivämäärä :-		Maa	Tii	Kes	Tor	Per	Lau	Sun

Kipualue

Energia
☆ ☆ ☆ ☆ ☆

Toiminta
☆ ☆ ☆ ☆ ☆

Nukkuminen
☆ ☆ ☆ ☆ ☆

Alku	Loppu		Runkopaikka	
Kesto			Edestä	Takaa
			Vasen	Oikea

Vakavuusaste									
1	2	3	4	5	6	7	8	9	10

Alku	Loppu		Runkopaikka	
Kesto			Edestä	Takaa
			Vasen	Oikea

Vakavuusaste									
1	2	3	4	5	6	7	8	9	10

Alku	Loppu		Runkopaikka	
Kesto			Edestä	Takaa
			Vasen	Oikea

Vakavuusaste									
1	2	3	4	5	6	7	8	9	10

Muut oireet	Laukaisee	Avustustoimenpiteet

Kommentit

Kipu Lokikirja

Päivämäärä :-		Maa	Tii	Kes	Tor	Per	Lau	Sun

Kipualue

Energia

☆ ☆ ☆ ☆ ☆

Toiminta

☆ ☆ ☆ ☆ ☆

Nukkuminen

☆ ☆ ☆ ☆ ☆

Alku	Loppu	Runkopaikka	
Kesto		Edestä	Takaa
		Vasen	Oikea

Vakavuusaste

1	2	3	4	5	6	7	8	9	10

Alku	Loppu	Runkopaikka	
Kesto		Edestä	Takaa
		Vasen	Oikea

Vakavuusaste

1	2	3	4	5	6	7	8	9	10

Alku	Loppu	Runkopaikka	
Kesto		Edestä	Takaa
		Vasen	Oikea

Vakavuusaste

1	2	3	4	5	6	7	8	9	10

Muut oireet	Laukaisee	Avustustoimenpiteet

Kommentit

Kipu Lokikirja

Päivämäärä :- | Maa | Tii | Kes | Tor | Per | Lau | Sun

Kipualue

Alku	Loppu	Runkopaikka	
Kesto		Edestä	Takaa
		Vasen	Oikea

Vakavuusaste

1	2	3	4	5	6	7	8	9	10

Alku	Loppu	Runkopaikka	
Kesto		Edestä	Takaa
		Vasen	Oikea

Vakavuusaste

1	2	3	4	5	6	7	8	9	10

Alku	Loppu	Runkopaikka	
Kesto		Edestä	Takaa
		Vasen	Oikea

Vakavuusaste

1	2	3	4	5	6	7	8	9	10

Energia

☆ ☆ ☆ ☆ ☆

Toiminta

☆ ☆ ☆ ☆ ☆

Nukkuminen

☆ ☆ ☆ ☆ ☆

Muut oireet	Laukaisee	Avustustoimenpiteet

Kommentit

Kipu Lokikirja

Päivämäärä :-		Maa	Tii	Kes	Tor	Per	Lau	Sun

Kipualue

Alku	Loppu	Runkopaikka	
Kesto		Edestä	Takaa
		Vasen	Oikea

Vakavuusaste

1	2	3	4	5	6	7	8	9	10

Alku	Loppu	Runkopaikka	
Kesto		Edestä	Takaa
		Vasen	Oikea

Vakavuusaste

1	2	3	4	5	6	7	8	9	10

Alku	Loppu	Runkopaikka	
Kesto		Edestä	Takaa
		Vasen	Oikea

Vakavuusaste

1	2	3	4	5	6	7	8	9	10

Energia

☆ ☆ ☆ ☆ ☆

Toiminta

☆ ☆ ☆ ☆ ☆

Nukkuminen

☆ ☆ ☆ ☆ ☆

Muut oireet	Laukaisee	Avustustoimenpiteet

Kommentit

Kipu Lokikirja

Päivämäärä :-		Maa	Tii	Kes	Tor	Per	Lau	Sun

Kipualue

Alku	Loppu

Kesto

Runkopaikka

Edestä	Takaa
Vasen	Oikea

Vakavuusaste

1	2	3	4	5	6	7	8	9	10

Alku	Loppu

Kesto

Runkopaikka

Edestä	Takaa
Vasen	Oikea

Vakavuusaste

1	2	3	4	5	6	7	8	9	10

Alku	Loppu

Kesto

Runkopaikka

Edestä	Takaa
Vasen	Oikea

Vakavuusaste

1	2	3	4	5	6	7	8	9	10

Energia

☆ ☆ ☆ ☆ ☆

Toiminta

☆ ☆ ☆ ☆ ☆

Nukkuminen

☆ ☆ ☆ ☆ ☆

Muut oireet	Laukaisee	Avustustoimenpiteet

Kommentit

Kipu Lokikirja

Päivämäärä :-	Maa	Tii	Kes	Tor	Per	Lau	Sun

Kipualue

Alku	Loppu	Runkopaikka	
Kesto		Edestä	Takaa
		Vasen	Oikea

Vakavuusaste

1	2	3	4	5	6	7	8	9	10

Alku	Loppu	Runkopaikka	
Kesto		Edestä	Takaa
		Vasen	Oikea

Vakavuusaste

1	2	3	4	5	6	7	8	9	10

Alku	Loppu	Runkopaikka	
Kesto		Edestä	Takaa
		Vasen	Oikea

Vakavuusaste

1	2	3	4	5	6	7	8	9	10

Energia

☆ ☆ ☆ ☆ ☆

Toiminta

☆ ☆ ☆ ☆ ☆

Nukkuminen

☆ ☆ ☆ ☆ ☆

Muut oireet	Laukaisee	Avustustoimenpiteet

Kommentit

Kipu Lokikirja

Päivämäärä :-		Maa	Tii	Kes	Tor	Per	Lau	Sun

Kipualue

Alku	Loppu
Kesto	

Runkopaikka	
Edestä	Takaa
Vasen	Oikea

Vakavuusaste

1	2	3	4	5	6	7	8	9	10

Alku	Loppu
Kesto	

Runkopaikka	
Edestä	Takaa
Vasen	Oikea

Vakavuusaste

1	2	3	4	5	6	7	8	9	10

Alku	Loppu
Kesto	

Runkopaikka	
Edestä	Takaa
Vasen	Oikea

Vakavuusaste

1	2	3	4	5	6	7	8	9	10

Energia

☆ ☆ ☆ ☆ ☆

Toiminta

☆ ☆ ☆ ☆ ☆

Nukkuminen

☆ ☆ ☆ ☆ ☆

Muut oireet	Laukaisee	Avustustoimenpiteet

Kommentit

Kipu Lokikirja

Päivämäärä :-		Maa	Tii	Kes	Tor	Per	Lau	Sun

Kipualue

Alku	Loppu		Runkopaikka	
Kesto			Edestä	Takaa
			Vasen	Oikea

Vakavuusaste

1	2	3	4	5	6	7	8	9	10

Alku	Loppu		Runkopaikka	
Kesto			Edestä	Takaa
			Vasen	Oikea

Vakavuusaste

1	2	3	4	5	6	7	8	9	10

Alku	Loppu		Runkopaikka	
Kesto			Edestä	Takaa
			Vasen	Oikea

Vakavuusaste

1	2	3	4	5	6	7	8	9	10

Energia

☆ ☆ ☆ ☆ ☆

Toiminta

☆ ☆ ☆ ☆ ☆

Nukkuminen

☆ ☆ ☆ ☆ ☆

Muut oireet	Laukaisee	Avustustoimenpiteet

Kommentit

Kipu Lokikirja

Päivämäärä :-	Maa	Tii	Kes	Tor	Per	Lau	Sun

Kipualue

Alku	Loppu

Kesto

Runkopaikka

Edestä	Takaa
Vasen	**Oikea**

Vakavuusaste

1	2	3	4	5	6	7	8	9	10

Alku	Loppu

Kesto

Runkopaikka

Edestä	Takaa
Vasen	**Oikea**

Vakavuusaste

1	2	3	4	5	6	7	8	9	10

Alku	Loppu

Kesto

Runkopaikka

Edestä	Takaa
Vasen	**Oikea**

Vakavuusaste

1	2	3	4	5	6	7	8	9	10

Energia

☆ ☆ ☆ ☆ ☆

Toiminta

☆ ☆ ☆ ☆ ☆

Nukkuminen

☆ ☆ ☆ ☆ ☆

Muut oireet	Laukaisee	Avustustoimenpiteet

Kommentit

Kipu Lokikirja

<table>
<tr><td>Päivämäärä :-</td><td>Maa</td><td>Tii</td><td>Kes</td><td>Tor</td><td>Per</td><td>Lau</td><td>Sun</td></tr>
</table>

Kipualue

Alku | Loppu

Kesto

Runkopaikka

Edestä	Takaa
Vasen	**Oikea**

Vakavuusaste

1	2	3	4	5	6	7	8	9	10

Alku | Loppu

Kesto

Runkopaikka

Edestä	Takaa
Vasen	**Oikea**

Vakavuusaste

1	2	3	4	5	6	7	8	9	10

Alku | Loppu

Kesto

Runkopaikka

Edestä	Takaa
Vasen	**Oikea**

Vakavuusaste

1	2	3	4	5	6	7	8	9	10

Energia

☆ ☆ ☆ ☆ ☆

Toiminta

☆ ☆ ☆ ☆ ☆

Nukkuminen

☆ ☆ ☆ ☆ ☆

Muut oireet	Laukaisee	Avustustoimenpiteet

Kommentit

Kipu Lokikirja

Päivämäärä :-	Maa	Tii	Kes	Tor	Per	Lau	Sun

Kipualue

Alku	Loppu
Kesto	

Runkopaikka	
Edestä	Takaa
Vasen	Oikea

Vakavuusaste

1	2	3	4	5	6	7	8	9	10

Alku	Loppu
Kesto	

Runkopaikka	
Edestä	Takaa
Vasen	Oikea

Vakavuusaste

1	2	3	4	5	6	7	8	9	10

Alku	Loppu
Kesto	

Runkopaikka	
Edestä	Takaa
Vasen	Oikea

Vakavuusaste

1	2	3	4	5	6	7	8	9	10

Energia

☆ ☆ ☆ ☆ ☆

Toiminta

☆ ☆ ☆ ☆ ☆

Nukkuminen

☆ ☆ ☆ ☆ ☆

Muut oireet	Laukaisee	Avustustoimenpiteet

Kommentit

Kipu Lokikirja

Päivämäärä :-		Maa	Tii	Kes	Tor	Per	Lau	Sun

Kipualue

Alku	Loppu

Kesto

Runkopaikka

Edestä	Takaa
Vasen	Oikea

Vakavuusaste

1	2	3	4	5	6	7	8	9	10

Alku	Loppu

Kesto

Runkopaikka

Edestä	Takaa
Vasen	Oikea

Vakavuusaste

1	2	3	4	5	6	7	8	9	10

Alku	Loppu

Kesto

Runkopaikka

Edestä	Takaa
Vasen	Oikea

Vakavuusaste

1	2	3	4	5	6	7	8	9	10

Energia

☆ ☆ ☆ ☆ ☆

Toiminta

☆ ☆ ☆ ☆ ☆

Nukkuminen

☆ ☆ ☆ ☆ ☆

Muut oireet	Laukaisee	Avustustoimenpiteet

Kommentit

Kipu Lokikirja

Päivämäärä :-		Maa	Tii	Kes	Tor	Per	Lau	Sun

Kipualue

Alku / Loppu

Alku	Loppu

Kesto

Runkopaikka

Edestä	Takaa
Vasen	Oikea

Vakavuusaste

1	2	3	4	5	6	7	8	9	10

Alku	Loppu

Kesto

Runkopaikka

Edestä	Takaa
Vasen	Oikea

Vakavuusaste

1	2	3	4	5	6	7	8	9	10

Alku	Loppu

Kesto

Runkopaikka

Edestä	Takaa
Vasen	Oikea

Vakavuusaste

1	2	3	4	5	6	7	8	9	10

Energia

☆ ☆ ☆ ☆ ☆

Toiminta

☆ ☆ ☆ ☆ ☆

Nukkuminen

☆ ☆ ☆ ☆ ☆

Muut oireet	Laukaisee	Avustustoimenpiteet

Kommentit

Kipu Lokikirja

Päivämäärä :-		Maa	Tii	Kes	Tor	Per	Lau	Sun

Kipualue

Energia
☆ ☆ ☆ ☆ ☆

Toiminta
☆ ☆ ☆ ☆ ☆

Nukkuminen
☆ ☆ ☆ ☆ ☆

Alku	Loppu

Kesto

Runkopaikka

Edestä	Takaa
Vasen	Oikea

Vakavuusaste

1	2	3	4	5	6	7	8	9	10

Alku	Loppu

Kesto

Runkopaikka

Edestä	Takaa
Vasen	Oikea

Vakavuusaste

1	2	3	4	5	6	7	8	9	10

Alku	Loppu

Kesto

Runkopaikka

Edestä	Takaa
Vasen	Oikea

Vakavuusaste

1	2	3	4	5	6	7	8	9	10

Muut oireet	Laukaisee	Avustustoimenpiteet

Kommentit

Kipu Lokikirja

Päivämäärä :-		Maa	Tii	Kes	Tor	Per	Lau	Sun

Kipualue

Alku	Loppu		Runkopaikka	
Kesto			Edestä	Takaa
			Vasen	Oikea

Vakavuusaste

1	2	3	4	5	6	7	8	9	10

Alku	Loppu		Runkopaikka	
Kesto			Edestä	Takaa
			Vasen	Oikea

Vakavuusaste

1	2	3	4	5	6	7	8	9	10

Alku	Loppu		Runkopaikka	
Kesto			Edestä	Takaa
			Vasen	Oikea

Vakavuusaste

1	2	3	4	5	6	7	8	9	10

Energia

☆ ☆ ☆ ☆ ☆

Toiminta

☆ ☆ ☆ ☆ ☆

Nukkuminen

☆ ☆ ☆ ☆ ☆

Muut oireet	Laukaisee	Avustustoimenpiteet

Kommentit

Kipu Lokikirja

Päivämäärä :-		Maa	Tii	Kes	Tor	Per	Lau	Sun

Kipualue

Energia
☆ ☆ ☆ ☆ ☆
Toiminta
☆ ☆ ☆ ☆ ☆
Nukkuminen
☆ ☆ ☆ ☆ ☆

Alku	Loppu		Runkopaikka	
Kesto			Edestä	Takaa
			Vasen	Oikea

Vakavuusaste

1	2	3	4	5	6	7	8	9	10

Alku	Loppu		Runkopaikka	
Kesto			Edestä	Takaa
			Vasen	Oikea

Vakavuusaste

1	2	3	4	5	6	7	8	9	10

Alku	Loppu		Runkopaikka	
Kesto			Edestä	Takaa
			Vasen	Oikea

Vakavuusaste

1	2	3	4	5	6	7	8	9	10

Muut oireet	Laukaisee	Avustustoimenpiteet

Kommentit

Kipu Lokikirja

Päivämäärä :-	Maa	Tii	Kes	Tor	Per	Lau	Sun

Kipualue

Alku	Loppu	Runkopaikka	
Kesto		Edestä	Takaa
		Vasen	Oikea

Vakavuusaste

1	2	3	4	5	6	7	8	9	10

Alku	Loppu	Runkopaikka	
Kesto		Edestä	Takaa
		Vasen	Oikea

Vakavuusaste

1	2	3	4	5	6	7	8	9	10

Alku	Loppu	Runkopaikka	
Kesto		Edestä	Takaa
		Vasen	Oikea

Vakavuusaste

1	2	3	4	5	6	7	8	9	10

Energia

☆ ☆ ☆ ☆ ☆

Toiminta

☆ ☆ ☆ ☆ ☆

Nukkuminen

☆ ☆ ☆ ☆ ☆

Muut oireet	Laukaisee	Avustustoimenpiteet

Kommentit

Kipu Lokikirja

Päivämäärä :-		Maa	Tii	Kes	Tor	Per	Lau	Sun

Kipualue

Alku	Loppu
Kesto	

Runkopaikka

Edestä	Takaa
Vasen	Oikea

Vakavuusaste

1	2	3	4	5	6	7	8	9	10

Alku	Loppu
Kesto	

Runkopaikka

Edestä	Takaa
Vasen	Oikea

Vakavuusaste

1	2	3	4	5	6	7	8	9	10

Alku	Loppu
Kesto	

Runkopaikka

Edestä	Takaa
Vasen	Oikea

Vakavuusaste

1	2	3	4	5	6	7	8	9	10

Energia

☆ ☆ ☆ ☆ ☆

Toiminta

☆ ☆ ☆ ☆ ☆

Nukkuminen

☆ ☆ ☆ ☆ ☆

Muut oireet	Laukaisee	Avustustoimenpiteet

Kommentit

Kipu Lokikirja

Päivämäärä :-		Maa	Tii	Kes	Tor	Per	Lau	Sun

Kipualue

Energia
☆ ☆ ☆ ☆ ☆

Toiminta
☆ ☆ ☆ ☆ ☆

Nukkuminen
☆ ☆ ☆ ☆ ☆

Alku	Loppu

Kesto

Runkopaikka

Edestä	Takaa
Vasen	Oikea

Vakavuusaste

1	2	3	4	5	6	7	8	9	10

Alku	Loppu

Kesto

Runkopaikka

Edestä	Takaa
Vasen	Oikea

Vakavuusaste

1	2	3	4	5	6	7	8	9	10

Alku	Loppu

Kesto

Runkopaikka

Edestä	Takaa
Vasen	Oikea

Vakavuusaste

1	2	3	4	5	6	7	8	9	10

Muut oireet	Laukaisee	Avustustoimenpiteet

Kommentit

Kipu Lokikirja

Päivämäärä :-	Maa	Tii	Kes	Tor	Per	Lau	Sun

Kipualue

Alku	Loppu

Kesto

Runkopaikka

Edestä	Takaa
Vasen	**Oikea**

Vakavuusaste

1	2	3	4	5	6	7	8	9	10

Alku	Loppu

Kesto

Runkopaikka

Edestä	Takaa
Vasen	**Oikea**

Vakavuusaste

1	2	3	4	5	6	7	8	9	10

Alku	Loppu

Kesto

Runkopaikka

Edestä	Takaa
Vasen	**Oikea**

Vakavuusaste

1	2	3	4	5	6	7	8	9	10

Energia

☆ ☆ ☆ ☆ ☆

Toiminta

☆ ☆ ☆ ☆ ☆

Nukkuminen

☆ ☆ ☆ ☆ ☆

Muut oireet	Laukaisee	Avustustoimenpiteet

Kommentit

Kipu Lokikirja

Päivämäärä :-	Maa	Tii	Kes	Tor	Per	Lau	Sun

Kipualue

Alku	Loppu		Runkopaikka	
Kesto			Edestä	Takaa
			Vasen	Oikea

Vakavuusaste

1	2	3	4	5	6	7	8	9	10

Alku	Loppu		Runkopaikka	
Kesto			Edestä	Takaa
			Vasen	Oikea

Vakavuusaste

1	2	3	4	5	6	7	8	9	10

Alku	Loppu		Runkopaikka	
Kesto			Edestä	Takaa
			Vasen	Oikea

Vakavuusaste

1	2	3	4	5	6	7	8	9	10

Energia

☆ ☆ ☆ ☆ ☆

Toiminta

☆ ☆ ☆ ☆ ☆

Nukkuminen

☆ ☆ ☆ ☆ ☆

Muut oireet	Laukaisee	Avustustoimenpiteet

Kommentit

Kipu Lokikirja

Päivämäärä :-		Maa	Tii	Kes	Tor	Per	Lau	Sun

Kipualue

Alku	Loppu	Runkopaikka	
Kesto		Edestä	Takaa
		Vasen	Oikea

Vakavuusaste

1	2	3	4	5	6	7	8	9	10

Alku	Loppu	Runkopaikka	
Kesto		Edestä	Takaa
		Vasen	Oikea

Vakavuusaste

1	2	3	4	5	6	7	8	9	10

Alku	Loppu	Runkopaikka	
Kesto		Edestä	Takaa
		Vasen	Oikea

Vakavuusaste

1	2	3	4	5	6	7	8	9	10

Energia

☆ ☆ ☆ ☆ ☆

Toiminta

☆ ☆ ☆ ☆ ☆

Nukkuminen

☆ ☆ ☆ ☆ ☆

Muut oireet	Laukaisee	Avustustoimenpiteet

Kommentit

Kipu Lokikirja

Päivämäärä :-	Maa	Tii	Kes	Tor	Per	Lau	Sun

Kipualue

Alku	Loppu

Kesto

Runkopaikka

Edestä	Takaa
Vasen	Oikea

Vakavuusaste

1	2	3	4	5	6	7	8	9	10

Alku	Loppu

Kesto

Runkopaikka

Edestä	Takaa
Vasen	Oikea

Vakavuusaste

1	2	3	4	5	6	7	8	9	10

Alku	Loppu

Kesto

Runkopaikka

Edestä	Takaa
Vasen	Oikea

Vakavuusaste

1	2	3	4	5	6	7	8	9	10

Energia

☆ ☆ ☆ ☆ ☆

Toiminta

☆ ☆ ☆ ☆ ☆

Nukkuminen

☆ ☆ ☆ ☆ ☆

Muut oireet	Laukaisee	Avustustoimenpiteet

Kommentit

Kipu Lokikirja

<table>
<tr><td>Päivämäärä :-</td><td>Maa</td><td>Tii</td><td>Kes</td><td>Tor</td><td>Per</td><td>Lau</td><td>Sun</td></tr>
</table>

Kipualue

Alku	Loppu

Kesto

Runkopaikka

Edestä	Takaa
Vasen	**Oikea**

Vakavuusaste

1	2	3	4	5	6	7	8	9	10

Alku	Loppu

Kesto

Runkopaikka

Edestä	Takaa
Vasen	**Oikea**

Vakavuusaste

1	2	3	4	5	6	7	8	9	10

Alku	Loppu

Kesto

Runkopaikka

Edestä	Takaa
Vasen	**Oikea**

Vakavuusaste

1	2	3	4	5	6	7	8	9	10

Energia

☆ ☆ ☆ ☆ ☆

Toiminta

☆ ☆ ☆ ☆ ☆

Nukkuminen

☆ ☆ ☆ ☆ ☆

Muut oireet	Laukaisee	Avustustoimenpiteet

Kommentit

Kipu Lokikirja

<table>
<tr><td>Päivämäärä :-</td><td>Maa</td><td>Tii</td><td>Kes</td><td>Tor</td><td>Per</td><td>Lau</td><td>Sun</td></tr>
</table>

Kipualue

Alku	Loppu		Runkopaikka	
Kesto			Edestä	Takaa
			Vasen	Oikea

Vakavuusaste

1	2	3	4	5	6	7	8	9	10

Alku	Loppu		Runkopaikka	
Kesto			Edestä	Takaa
			Vasen	Oikea

Vakavuusaste

1	2	3	4	5	6	7	8	9	10

Alku	Loppu		Runkopaikka	
Kesto			Edestä	Takaa
			Vasen	Oikea

Vakavuusaste

1	2	3	4	5	6	7	8	9	10

Energia

☆ ☆ ☆ ☆ ☆

Toiminta

☆ ☆ ☆ ☆ ☆

Nukkuminen

☆ ☆ ☆ ☆ ☆

Muut oireet	Laukaisee	Avustustoimenpiteet

Kommentit

Kipu Lokikirja

Päivämäärä :-		Maa	Tii	Kes	Tor	Per	Lau	Sun

Kipualue

Alku	Loppu

Kesto

Runkopaikka

Edestä	Takaa
Vasen	Oikea

Vakavuusaste

1	2	3	4	5	6	7	8	9	10

Alku	Loppu

Kesto

Runkopaikka

Edestä	Takaa
Vasen	Oikea

Vakavuusaste

1	2	3	4	5	6	7	8	9	10

Alku	Loppu

Kesto

Runkopaikka

Edestä	Takaa
Vasen	Oikea

Vakavuusaste

1	2	3	4	5	6	7	8	9	10

Energia

☆ ☆ ☆ ☆ ☆

Toiminta

☆ ☆ ☆ ☆ ☆

Nukkuminen

☆ ☆ ☆ ☆ ☆

Muut oireet	Laukaisee	Avustustoimenpiteet

Kommentit

Kipu Lokikirja

Päivämäärä :-	Maa	Tii	Kes	Tor	Per	Lau	Sun

Kipualue

Energia
☆ ☆ ☆ ☆ ☆

Toiminta
☆ ☆ ☆ ☆ ☆

Nukkuminen
☆ ☆ ☆ ☆ ☆

Alku	Loppu

Kesto

Runkopaikka	
Edestä	Takaa
Vasen	Oikea

Vakavuusaste

1	2	3	4	5	6	7	8	9	10

Alku	Loppu

Kesto

Runkopaikka	
Edestä	Takaa
Vasen	Oikea

Vakavuusaste

1	2	3	4	5	6	7	8	9	10

Alku	Loppu

Kesto

Runkopaikka	
Edestä	Takaa
Vasen	Oikea

Vakavuusaste

1	2	3	4	5	6	7	8	9	10

Muut oireet	Laukaisee	Avustustoimenpiteet

Kommentit

Kipu Lokikirja

Päivämäärä :-	Maa	Tii	Kes	Tor	Per	Lau	Sun

Kipualue

Alku	Loppu

Kesto

Runkopaikka

Edestä	Takaa
Vasen	Oikea

Vakavuusaste

1	2	3	4	5	6	7	8	9	10

Alku	Loppu

Kesto

Runkopaikka

Edestä	Takaa
Vasen	Oikea

Vakavuusaste

1	2	3	4	5	6	7	8	9	10

Alku	Loppu

Kesto

Runkopaikka

Edestä	Takaa
Vasen	Oikea

Vakavuusaste

1	2	3	4	5	6	7	8	9	10

Energia

☆ ☆ ☆ ☆ ☆

Toiminta

☆ ☆ ☆ ☆ ☆

Nukkuminen

☆ ☆ ☆ ☆ ☆

Muut oireet	Laukaisee	Avustustoimenpiteet

Kommentit

Kipu Lokikirja

Päivämäärä :-		Maa	Tii	Kes	Tor	Per	Lau	Sun

Kipualue

Alku	Loppu
Kesto	

Runkopaikka	
Edestä	Takaa
Vasen	Oikea

Vakavuusaste

1	2	3	4	5	6	7	8	9	10

Alku	Loppu
Kesto	

Runkopaikka	
Edestä	Takaa
Vasen	Oikea

Vakavuusaste

1	2	3	4	5	6	7	8	9	10

Alku	Loppu
Kesto	

Runkopaikka	
Edestä	Takaa
Vasen	Oikea

Vakavuusaste

1	2	3	4	5	6	7	8	9	10

Energia

☆ ☆ ☆ ☆ ☆

Toiminta

☆ ☆ ☆ ☆ ☆

Nukkuminen

☆ ☆ ☆ ☆ ☆

Muut oireet	Laukaisee	Avustustoimenpiteet

Kommentit

Kipu Lokikirja

Päivämäärä :-		Maa	Tii	Kes	Tor	Per	Lau	Sun

Kipualue

Alku	Loppu	Runkopaikka	
Kesto		Edestä	Takaa
		Vasen	Oikea

Vakavuusaste

1	2	3	4	5	6	7	8	9	10

Alku	Loppu	Runkopaikka	
Kesto		Edestä	Takaa
		Vasen	Oikea

Vakavuusaste

1	2	3	4	5	6	7	8	9	10

Alku	Loppu	Runkopaikka	
Kesto		Edestä	Takaa
		Vasen	Oikea

Vakavuusaste

1	2	3	4	5	6	7	8	9	10

Energia

☆ ☆ ☆ ☆ ☆

Toiminta

☆ ☆ ☆ ☆ ☆

Nukkuminen

☆ ☆ ☆ ☆ ☆

Muut oireet	Laukaisee	Avustustoimenpiteet

Kommentit

Kipu Lokikirja

Päivämäärä :-		Maa	Tii	Kes	Tor	Per	Lau	Sun

Kipualue

Energia
☆ ☆ ☆ ☆ ☆
Toiminta
☆ ☆ ☆ ☆ ☆
Nukkuminen
☆ ☆ ☆ ☆ ☆

Alku	Loppu		Runkopaikka	
Kesto			Edestä	Takaa
			Vasen	Oikea

Vakavuusaste

1	2	3	4	5	6	7	8	9	10

Alku	Loppu		Runkopaikka	
Kesto			Edestä	Takaa
			Vasen	Oikea

Vakavuusaste

1	2	3	4	5	6	7	8	9	10

Alku	Loppu		Runkopaikka	
Kesto			Edestä	Takaa
			Vasen	Oikea

Vakavuusaste

1	2	3	4	5	6	7	8	9	10

Muut oireet	Laukaisee	Avustustoimenpiteet

Kommentit

Kipu Lokikirja

Päivämäärä :-	Maa	Tii	Kes	Tor	Per	Lau	Sun

Kipualue

Energia
☆ ☆ ☆ ☆ ☆

Toiminta
☆ ☆ ☆ ☆ ☆

Nukkuminen
☆ ☆ ☆ ☆ ☆

Alku	Loppu

Kesto

Runkopaikka

Edestä	Takaa
Vasen	Oikea

Vakavuusaste

1	2	3	4	5	6	7	8	9	10

Alku	Loppu

Kesto

Runkopaikka

Edestä	Takaa
Vasen	Oikea

Vakavuusaste

1	2	3	4	5	6	7	8	9	10

Alku	Loppu

Kesto

Runkopaikka

Edestä	Takaa
Vasen	Oikea

Vakavuusaste

1	2	3	4	5	6	7	8	9	10

Muut oireet	Laukaisee	Avustustoimenpiteet

Kommentit

Kipu Lokikirja

Päivämäärä :-		Maa	Tii	Kes	Tor	Per	Lau	Sun

Kipualue

Alku	Loppu	Runkopaikka	
Kesto		Edestä	Takaa
		Vasen	Oikea

Vakavuusaste

1	2	3	4	5	6	7	8	9	10

Alku	Loppu	Runkopaikka	
Kesto		Edestä	Takaa
		Vasen	Oikea

Vakavuusaste

1	2	3	4	5	6	7	8	9	10

Alku	Loppu	Runkopaikka	
Kesto		Edestä	Takaa
		Vasen	Oikea

Vakavuusaste

1	2	3	4	5	6	7	8	9	10

Energia

☆ ☆ ☆ ☆ ☆

Toiminta

☆ ☆ ☆ ☆ ☆

Nukkuminen

☆ ☆ ☆ ☆ ☆

Muut oireet	Laukaisee	Avustustoimenpiteet

Kommentit

Kipu Lokikirja

Päivämäärä :-	Maa	Tii	Kes	Tor	Per	Lau	Sun

Kipualue

Alku	Loppu	Runkopaikka	
Kesto		Edestä	Takaa
		Vasen	Oikea

Vakavuusaste

1	2	3	4	5	6	7	8	9	10

Alku	Loppu	Runkopaikka	
Kesto		Edestä	Takaa
		Vasen	Oikea

Vakavuusaste

1	2	3	4	5	6	7	8	9	10

Alku	Loppu	Runkopaikka	
Kesto		Edestä	Takaa
		Vasen	Oikea

Vakavuusaste

1	2	3	4	5	6	7	8	9	10

Energia

☆ ☆ ☆ ☆ ☆

Toiminta

☆ ☆ ☆ ☆ ☆

Nukkuminen

☆ ☆ ☆ ☆ ☆

Muut oireet	Laukaisee	Avustustoimenpiteet

Kommentit

Kipu Lokikirja

Päivämäärä :-		Maa	Tii	Kes	Tor	Per	Lau	Sun

Kipualue

Energia
☆ ☆ ☆ ☆ ☆

Toiminta
☆ ☆ ☆ ☆ ☆

Nukkuminen
☆ ☆ ☆ ☆ ☆

Alku	Loppu

Kesto

Runkopaikka

Edestä	Takaa
Vasen	**Oikea**

Vakavuusaste

1	2	3	4	5	6	7	8	9	10

Alku	Loppu

Kesto

Runkopaikka

Edestä	Takaa
Vasen	**Oikea**

Vakavuusaste

1	2	3	4	5	6	7	8	9	10

Alku	Loppu

Kesto

Runkopaikka

Edestä	Takaa
Vasen	**Oikea**

Vakavuusaste

1	2	3	4	5	6	7	8	9	10

Muut oireet	Laukaisee	Avustustoimenpiteet

Kommentit

Kipu Lokikirja

Päivämäärä :-		Maa	Tii	Kes	Tor	Per	Lau	Sun

Kipualue

Alku / Loppu / Kesto

Alku	Loppu

Kesto

Runkopaikka

Runkopaikka	
Edestä	Takaa
Vasen	Oikea

Vakavuusaste

1	2	3	4	5	6	7	8	9	10

Alku	Loppu

Kesto

Runkopaikka	
Edestä	Takaa
Vasen	Oikea

Vakavuusaste

1	2	3	4	5	6	7	8	9	10

Alku	Loppu

Kesto

Runkopaikka	
Edestä	Takaa
Vasen	Oikea

Vakavuusaste

1	2	3	4	5	6	7	8	9	10

Energia

☆ ☆ ☆ ☆ ☆

Toiminta

☆ ☆ ☆ ☆ ☆

Nukkuminen

☆ ☆ ☆ ☆ ☆

Muut oireet	Laukaisee	Avustustoimenpiteet

Kommentit

Kipu Lokikirja

Päivämäärä :-		Maa	Tii	Kes	Tor	Per	Lau	Sun

Kipualue

Energia
☆ ☆ ☆ ☆ ☆

Toiminta
☆ ☆ ☆ ☆ ☆

Nukkuminen
☆ ☆ ☆ ☆ ☆

Alku	Loppu

Kesto

Runkopaikka

Edestä	Takaa
Vasen	Oikea

Vakavuusaste

1	2	3	4	5	6	7	8	9	10

Alku	Loppu

Kesto

Runkopaikka

Edestä	Takaa
Vasen	Oikea

Vakavuusaste

1	2	3	4	5	6	7	8	9	10

Alku	Loppu

Kesto

Runkopaikka

Edestä	Takaa
Vasen	Oikea

Vakavuusaste

1	2	3	4	5	6	7	8	9	10

Muut oireet	Laukaisee	Avustustoimenpiteet

Kommentit

Kipu Lokikirja

Päivämäärä :-		Maa	Tii	Kes	Tor	Per	Lau	Sun

Kipualue

Energia
☆ ☆ ☆ ☆ ☆

Toiminta
☆ ☆ ☆ ☆ ☆

Nukkuminen
☆ ☆ ☆ ☆ ☆

Alku	Loppu
Kesto	

Runkopaikka

Edestä	Takaa
Vasen	Oikea

Vakavuusaste

1	2	3	4	5	6	7	8	9	10

Alku	Loppu
Kesto	

Runkopaikka

Edestä	Takaa
Vasen	Oikea

Vakavuusaste

1	2	3	4	5	6	7	8	9	10

Alku	Loppu
Kesto	

Runkopaikka

Edestä	Takaa
Vasen	Oikea

Vakavuusaste

1	2	3	4	5	6	7	8	9	10

Muut oireet	Laukaisee	Avustustoimenpiteet

Kommentit

Kipu Lokikirja

Päivämäärä :-	Maa	Tii	Kes	Tor	Per	Lau	Sun

Kipualue

Alku	Loppu		Runkopaikka	
Kesto			Edestä	Takaa
			Vasen	Oikea

Vakavuusaste

1	2	3	4	5	6	7	8	9	10

Alku	Loppu		Runkopaikka	
Kesto			Edestä	Takaa
			Vasen	Oikea

Vakavuusaste

1	2	3	4	5	6	7	8	9	10

Alku	Loppu		Runkopaikka	
Kesto			Edestä	Takaa
			Vasen	Oikea

Vakavuusaste

1	2	3	4	5	6	7	8	9	10

Energia

☆ ☆ ☆ ☆ ☆

Toiminta

☆ ☆ ☆ ☆ ☆

Nukkuminen

☆ ☆ ☆ ☆ ☆

Muut oireet	Laukaisee	Avustustoimenpiteet

Kommentit

Kipu Lokikirja

Päivämäärä :-	Maa	Tii	Kes	Tor	Per	Lau	Sun

Kipualue

Alku | Loppu

Kesto

Runkopaikka

Edestä	Takaa
Vasen	Oikea

Vakavuusaste

1	2	3	4	5	6	7	8	9	10

Alku | Loppu

Kesto

Runkopaikka

Edestä	Takaa
Vasen	Oikea

Vakavuusaste

1	2	3	4	5	6	7	8	9	10

Alku | Loppu

Kesto

Runkopaikka

Edestä	Takaa
Vasen	Oikea

Vakavuusaste

1	2	3	4	5	6	7	8	9	10

Energia

☆ ☆ ☆ ☆ ☆

Toiminta

☆ ☆ ☆ ☆ ☆

Nukkuminen

☆ ☆ ☆ ☆ ☆

Muut oireet	Laukaisee	Avustustoimenpiteet

Kommentit

Kipu Lokikirja

Päivämäärä :-	Maa	Tii	Kes	Tor	Per	Lau	Sun

Kipualue

Alku	Loppu	Runkopaikka	
Kesto		Edestä	Takaa
		Vasen	Oikea

Vakavuusaste

1	2	3	4	5	6	7	8	9	10

Alku	Loppu	Runkopaikka	
Kesto		Edestä	Takaa
		Vasen	Oikea

Vakavuusaste

1	2	3	4	5	6	7	8	9	10

Alku	Loppu	Runkopaikka	
Kesto		Edestä	Takaa
		Vasen	Oikea

Vakavuusaste

1	2	3	4	5	6	7	8	9	10

Energia

☆ ☆ ☆ ☆ ☆

Toiminta

☆ ☆ ☆ ☆ ☆

Nukkuminen

☆ ☆ ☆ ☆ ☆

Muut oireet	Laukaisee	Avustustoimenpiteet

Kommentit

Kipu Lokikirja

<table>
<tr><td>Päivämäärä :-</td><td>Maa</td><td>Tii</td><td>Kes</td><td>Tor</td><td>Per</td><td>Lau</td><td>Sun</td></tr>
</table>

Kipualue

Energia
☆ ☆ ☆ ☆ ☆

Toiminta
☆ ☆ ☆ ☆ ☆

Nukkuminen
☆ ☆ ☆ ☆ ☆

Alku	Loppu

Kesto

Runkopaikka

Edestä	Takaa
Vasen	Oikea

Vakavuusaste

1	2	3	4	5	6	7	8	9	10

Alku	Loppu

Kesto

Runkopaikka

Edestä	Takaa
Vasen	Oikea

Vakavuusaste

1	2	3	4	5	6	7	8	9	10

Alku	Loppu

Kesto

Runkopaikka

Edestä	Takaa
Vasen	Oikea

Vakavuusaste

1	2	3	4	5	6	7	8	9	10

Muut oireet	Laukaisee	Avustustoimenpiteet

Kommentit

Kipu Lokikirja

<table>
<tr><td>Päivämäärä :-</td><td>Maa</td><td>Tii</td><td>Kes</td><td>Tor</td><td>Per</td><td>Lau</td><td>Sun</td></tr>
</table>

Kipualue

Alku	Loppu		Runkopaikka	
Kesto			Edestä	Takaa
			Vasen	Oikea

Vakavuusaste

1	2	3	4	5	6	7	8	9	10

Alku	Loppu		Runkopaikka	
Kesto			Edestä	Takaa
			Vasen	Oikea

Vakavuusaste

1	2	3	4	5	6	7	8	9	10

Alku	Loppu		Runkopaikka	
Kesto			Edestä	Takaa
			Vasen	Oikea

Vakavuusaste

1	2	3	4	5	6	7	8	9	10

Energia

☆ ☆ ☆ ☆ ☆

Toiminta

☆ ☆ ☆ ☆ ☆

Nukkuminen

☆ ☆ ☆ ☆ ☆

Muut oireet	Laukaisee	Avustustoimenpiteet

Kommentit

Kipu Lokikirja

Päivämäärä :-

Maa	Tii	Kes	Tor	Per	Lau	Sun

Kipualue

Alku | Loppu

Kesto

Runkopaikka

Edestä	Takaa
Vasen	Oikea

Vakavuusaste

1	2	3	4	5	6	7	8	9	10

Alku | Loppu

Kesto

Runkopaikka

Edestä	Takaa
Vasen	Oikea

Vakavuusaste

1	2	3	4	5	6	7	8	9	10

Alku | Loppu

Kesto

Runkopaikka

Edestä	Takaa
Vasen	Oikea

Vakavuusaste

1	2	3	4	5	6	7	8	9	10

Energia

☆ ☆ ☆ ☆ ☆

Toiminta

☆ ☆ ☆ ☆ ☆

Nukkuminen

☆ ☆ ☆ ☆ ☆

Muut oireet	Laukaisee	Avustustoimenpiteet

Kommentit

Kipu Lokikirja

Päivämäärä :-		Maa	Tii	Kes	Tor	Per	Lau	Sun

Kipualue

Alku	Loppu	Runkopaikka	
Kesto		Edestä	Takaa
		Vasen	Oikea

Vakavuusaste

1	2	3	4	5	6	7	8	9	10

Alku	Loppu	Runkopaikka	
Kesto		Edestä	Takaa
		Vasen	Oikea

Vakavuusaste

1	2	3	4	5	6	7	8	9	10

Alku	Loppu	Runkopaikka	
Kesto		Edestä	Takaa
		Vasen	Oikea

Vakavuusaste

1	2	3	4	5	6	7	8	9	10

Energia

☆ ☆ ☆ ☆ ☆

Toiminta

☆ ☆ ☆ ☆ ☆

Nukkuminen

☆ ☆ ☆ ☆ ☆

Muut oireet	Laukaisee	Avustustoimenpiteet

Kommentit

Kipu Lokikirja

Päivämäärä :-	Maa	Tii	Kes	Tor	Per	Lau	Sun

Kipualue

Alku	Loppu	Runkopaikka	
Kesto		Edestä	Takaa
		Vasen	Oikea

Vakavuusaste

1	2	3	4	5	6	7	8	9	10

Alku	Loppu	Runkopaikka	
Kesto		Edestä	Takaa
		Vasen	Oikea

Vakavuusaste

1	2	3	4	5	6	7	8	9	10

Alku	Loppu	Runkopaikka	
Kesto		Edestä	Takaa
		Vasen	Oikea

Vakavuusaste

1	2	3	4	5	6	7	8	9	10

Energia

☆ ☆ ☆ ☆ ☆

Toiminta

☆ ☆ ☆ ☆ ☆

Nukkuminen

☆ ☆ ☆ ☆ ☆

Muut oireet	Laukaisee	Avustustoimenpiteet

Kommentit

Kipu Lokikirja

Päivämäärä :-	Maa	Tii	Kes	Tor	Per	Lau	Sun

Kipualue

Alku	Loppu

Kesto

Runkopaikka

Edestä	Takaa
Vasen	Oikea

Vakavuusaste

1	2	3	4	5	6	7	8	9	10

Alku	Loppu

Kesto

Runkopaikka

Edestä	Takaa
Vasen	Oikea

Vakavuusaste

1	2	3	4	5	6	7	8	9	10

Alku	Loppu

Kesto

Runkopaikka

Edestä	Takaa
Vasen	Oikea

Vakavuusaste

1	2	3	4	5	6	7	8	9	10

Energia

☆ ☆ ☆ ☆ ☆

Toiminta

☆ ☆ ☆ ☆ ☆

Nukkuminen

☆ ☆ ☆ ☆ ☆

Muut oireet	Laukaisee	Avustustoimenpiteet

Kommentit

Kipu Lokikirja

Päivämäärä :-	Maa	Tii	Kes	Tor	Per	Lau	Sun

Kipualue

Alku	Loppu	Runkopaikka	
Kesto		Edestä	Takaa
		Vasen	Oikea

Vakavuusaste

1	2	3	4	5	6	7	8	9	10

Alku	Loppu	Runkopaikka	
Kesto		Edestä	Takaa
		Vasen	Oikea

Vakavuusaste

1	2	3	4	5	6	7	8	9	10

Alku	Loppu	Runkopaikka	
Kesto		Edestä	Takaa
		Vasen	Oikea

Vakavuusaste

1	2	3	4	5	6	7	8	9	10

Energia

☆ ☆ ☆ ☆ ☆

Toiminta

☆ ☆ ☆ ☆ ☆

Nukkuminen

☆ ☆ ☆ ☆ ☆

Muut oireet	Laukaisee	Avustustoimenpiteet

Kommentit

Kipu Lokikirja

Päivämäärä :-	Maa	Tii	Kes	Tor	Per	Lau	Sun

Kipualue

Alku	Loppu	Runkopaikka	
Kesto		Edestä	Takaa
		Vasen	Oikea

Vakavuusaste

1	2	3	4	5	6	7	8	9	10

Alku	Loppu	Runkopaikka	
Kesto		Edestä	Takaa
		Vasen	Oikea

Vakavuusaste

1	2	3	4	5	6	7	8	9	10

Alku	Loppu	Runkopaikka	
Kesto		Edestä	Takaa
		Vasen	Oikea

Vakavuusaste

1	2	3	4	5	6	7	8	9	10

Energia

☆ ☆ ☆ ☆ ☆

Toiminta

☆ ☆ ☆ ☆ ☆

Nukkuminen

☆ ☆ ☆ ☆ ☆

Muut oireet	Laukaisee	Avustustoimenpiteet

Kommentit

Kipu Lokikirja

Päivämäärä :-	Maa	Tii	Kes	Tor	Per	Lau	Sun

Kipualue

Alku	Loppu	Runkopaikka	
Kesto		Edestä	Takaa
		Vasen	Oikea

Vakavuusaste

1	2	3	4	5	6	7	8	9	10

Alku	Loppu	Runkopaikka	
Kesto		Edestä	Takaa
		Vasen	Oikea

Vakavuusaste

1	2	3	4	5	6	7	8	9	10

Alku	Loppu	Runkopaikka	
Kesto		Edestä	Takaa
		Vasen	Oikea

Vakavuusaste

1	2	3	4	5	6	7	8	9	10

Energia

☆ ☆ ☆ ☆ ☆

Toiminta

☆ ☆ ☆ ☆ ☆

Nukkuminen

☆ ☆ ☆ ☆ ☆

Muut oireet	Laukaisee	Avustustoimenpiteet

Kommentit

Kipu Lokikirja

Päivämäärä :-		Maa	Tii	Kes	Tor	Per	Lau	Sun

Kipualue

Alku	Loppu

Kesto

Runkopaikka

Edestä	Takaa
Vasen	Oikea

Vakavuusaste

1	2	3	4	5	6	7	8	9	10

Alku	Loppu

Kesto

Runkopaikka

Edestä	Takaa
Vasen	Oikea

Vakavuusaste

1	2	3	4	5	6	7	8	9	10

Alku	Loppu

Kesto

Runkopaikka

Edestä	Takaa
Vasen	Oikea

Vakavuusaste

1	2	3	4	5	6	7	8	9	10

Energia

☆ ☆ ☆ ☆ ☆

Toiminta

☆ ☆ ☆ ☆ ☆

Nukkuminen

☆ ☆ ☆ ☆ ☆

Muut oireet	Laukaisee	Avustustoimenpiteet

Kommentit

Kipu Lokikirja

Päivämäärä :-		Maa	Tii	Kes	Tor	Per	Lau	Sun

Kipualue

Energia

☆ ☆ ☆ ☆ ☆

Toiminta

☆ ☆ ☆ ☆ ☆

Nukkuminen

☆ ☆ ☆ ☆ ☆

Alku	Loppu

Kesto

Runkopaikka

Edestä	Takaa
Vasen	**Oikea**

Vakavuusaste

1	2	3	4	5	6	7	8	9	10

Alku	Loppu

Kesto

Runkopaikka

Edestä	Takaa
Vasen	**Oikea**

Vakavuusaste

1	2	3	4	5	6	7	8	9	10

Alku	Loppu

Kesto

Runkopaikka

Edestä	Takaa
Vasen	**Oikea**

Vakavuusaste

1	2	3	4	5	6	7	8	9	10

Muut oireet	Laukaisee	Avustustoimenpiteet

Kommentit

Kipu Lokikirja

Kipualue

Energia

☆ ☆ ☆ ☆ ☆

Toiminta

☆ ☆ ☆ ☆ ☆

Nukkuminen

☆ ☆ ☆ ☆ ☆

Alku	Loppu

Kesto

Runkopaikka

Edestä	Takaa
Vasen	Oikea

Vakavuusaste

1	2	3	4	5	6	7	8	9	10

Alku	Loppu

Kesto

Runkopaikka

Edestä	Takaa
Vasen	Oikea

Vakavuusaste

1	2	3	4	5	6	7	8	9	10

Alku	Loppu

Kesto

Runkopaikka

Edestä	Takaa
Vasen	Oikea

Vakavuusaste

1	2	3	4	5	6	7	8	9	10

Muut oireet	Laukaisee	Avustustoimenpiteet

Kommentit

Kipu Lokikirja

Päivämäärä :-		Maa	Tii	Kes	Tor	Per	Lau	Sun

Kipualue

Alku	Loppu

Kesto

Runkopaikka

Edestä	Takaa
Vasen	Oikea

Vakavuusaste

1	2	3	4	5	6	7	8	9	10

Alku	Loppu

Kesto

Runkopaikka

Edestä	Takaa
Vasen	Oikea

Vakavuusaste

1	2	3	4	5	6	7	8	9	10

Alku	Loppu

Kesto

Runkopaikka

Edestä	Takaa
Vasen	Oikea

Vakavuusaste

1	2	3	4	5	6	7	8	9	10

Energia

☆ ☆ ☆ ☆ ☆

Toiminta

☆ ☆ ☆ ☆ ☆

Nukkuminen

☆ ☆ ☆ ☆ ☆

Muut oireet	Laukaisee	Avustustoimenpiteet

Kommentit

Kipu Lokikirja

Päivämäärä :-		Maa	Tii	Kes	Tor	Per	Lau	Sun

Kipualue

Alku	Loppu	Runkopaikka	
Kesto		Edestä	Takaa
		Vasen	Oikea

Vakavuusaste

1	2	3	4	5	6	7	8	9	10

Alku	Loppu	Runkopaikka	
Kesto		Edestä	Takaa
		Vasen	Oikea

Vakavuusaste

1	2	3	4	5	6	7	8	9	10

Alku	Loppu	Runkopaikka	
Kesto		Edestä	Takaa
		Vasen	Oikea

Vakavuusaste

1	2	3	4	5	6	7	8	9	10

Energia

☆ ☆ ☆ ☆ ☆

Toiminta

☆ ☆ ☆ ☆ ☆

Nukkuminen

☆ ☆ ☆ ☆ ☆

Muut oireet	Laukaisee	Avustustoimenpiteet

Kommentit

Kipu Lokikirja

Päivämäärä :-		Maa	Tii	Kes	Tor	Per	Lau	Sun

Kipualue

Alku	Loppu

Kesto

Runkopaikka

Edestä	Takaa
Vasen	Oikea

Vakavuusaste

1	2	3	4	5	6	7	8	9	10

Alku	Loppu

Kesto

Runkopaikka

Edestä	Takaa
Vasen	Oikea

Vakavuusaste

1	2	3	4	5	6	7	8	9	10

Alku	Loppu

Kesto

Runkopaikka

Edestä	Takaa
Vasen	Oikea

Vakavuusaste

1	2	3	4	5	6	7	8	9	10

Energia

☆ ☆ ☆ ☆ ☆

Toiminta

☆ ☆ ☆ ☆ ☆

Nukkuminen

☆ ☆ ☆ ☆ ☆

Muut oireet	Laukaisee	Avustustoimenpiteet

Kommentit

Kipu Lokikirja

Päivämäärä :-		Maa	Tii	Kes	Tor	Per	Lau	Sun

Kipualue

Energia
☆ ☆ ☆ ☆ ☆
Toiminta
☆ ☆ ☆ ☆ ☆
Nukkuminen
☆ ☆ ☆ ☆ ☆

Alku	Loppu

Kesto

Runkopaikka

Edestä	Takaa
Vasen	**Oikea**

Vakavuusaste

1	2	3	4	5	6	7	8	9	10

Alku	Loppu

Kesto

Runkopaikka

Edestä	Takaa
Vasen	**Oikea**

Vakavuusaste

1	2	3	4	5	6	7	8	9	10

Alku	Loppu

Kesto

Runkopaikka

Edestä	Takaa
Vasen	**Oikea**

Vakavuusaste

1	2	3	4	5	6	7	8	9	10

Muut oireet	Laukaisee	Avustustoimenpiteet

Kommentit

Kipu Lokikirja

Päivämäärä :-		Maa	Tii	Kes	Tor	Per	Lau	Sun

Kipualue

Alku / Loppu / Runkopaikka

Alku	Loppu	Runkopaikka	
Kesto		Edestä	Takaa
		Vasen	Oikea

Vakavuusaste

1	2	3	4	5	6	7	8	9	10

Alku	Loppu	Runkopaikka	
Kesto		Edestä	Takaa
		Vasen	Oikea

Vakavuusaste

1	2	3	4	5	6	7	8	9	10

Alku	Loppu	Runkopaikka	
Kesto		Edestä	Takaa
		Vasen	Oikea

Vakavuusaste

1	2	3	4	5	6	7	8	9	10

Energia

☆ ☆ ☆ ☆ ☆

Toiminta

☆ ☆ ☆ ☆ ☆

Nukkuminen

☆ ☆ ☆ ☆ ☆

Muut oireet	Laukaisee	Avustustoimenpiteet

Kommentit

Kipu Lokikirja

Päivämäärä :-	Maa	Tii	Kes	Tor	Per	Lau	Sun

Kipualue

Alku / Loppu / Kesto

Alku	Loppu

Kesto

Runkopaikka

Runkopaikka	
Edestä	Takaa
Vasen	Oikea

Vakavuusaste

1	2	3	4	5	6	7	8	9	10

Alku	Loppu

Kesto

Runkopaikka

Runkopaikka	
Edestä	Takaa
Vasen	Oikea

Vakavuusaste

1	2	3	4	5	6	7	8	9	10

Alku	Loppu

Kesto

Runkopaikka

Runkopaikka	
Edestä	Takaa
Vasen	Oikea

Vakavuusaste

1	2	3	4	5	6	7	8	9	10

Energia

☆ ☆ ☆ ☆ ☆

Toiminta

☆ ☆ ☆ ☆ ☆

Nukkuminen

☆ ☆ ☆ ☆ ☆

Muut oireet	Laukaisee	Avustustoimenpiteet

Kommentit

Kipu Lokikirja

Päivämäärä :-	Maa	Tii	Kes	Tor	Per	Lau	Sun

Kipualue

Energia

☆ ☆ ☆ ☆ ☆

Toiminta

☆ ☆ ☆ ☆ ☆

Nukkuminen

☆ ☆ ☆ ☆ ☆

Alku	Loppu

Kesto	

Runkopaikka	
Edestä	Takaa
Vasen	**Oikea**

Vakavuusaste

1	2	3	4	5	6	7	8	9	10

Alku	Loppu

Kesto	

Runkopaikka	
Edestä	Takaa
Vasen	**Oikea**

Vakavuusaste

1	2	3	4	5	6	7	8	9	10

Alku	Loppu

Kesto	

Runkopaikka	
Edestä	Takaa
Vasen	**Oikea**

Vakavuusaste

1	2	3	4	5	6	7	8	9	10

Muut oireet	Laukaisee	Avustustoimenpiteet

Kommentit

Kipu Lokikirja

Päivämäärä :-	Maa	Tii	Kes	Tor	Per	Lau	Sun

Kipualue

Alku	Loppu
Kesto	

Runkopaikka	
Edestä	Takaa
Vasen	Oikea

Vakavuusaste

1	2	3	4	5	6	7	8	9	10

Alku	Loppu
Kesto	

Runkopaikka	
Edestä	Takaa
Vasen	Oikea

Vakavuusaste

1	2	3	4	5	6	7	8	9	10

Alku	Loppu
Kesto	

Runkopaikka	
Edestä	Takaa
Vasen	Oikea

Vakavuusaste

1	2	3	4	5	6	7	8	9	10

Energia

☆ ☆ ☆ ☆ ☆

Toiminta

☆ ☆ ☆ ☆ ☆

Nukkuminen

☆ ☆ ☆ ☆ ☆

Muut oireet	Laukaisee	Avustustoimenpiteet

Kommentit

Kipu Lokikirja

Päivämäärä :-	Maa	Tii	Kes	Tor	Per	Lau	Sun

Kipualue

Energia
☆ ☆ ☆ ☆ ☆

Toiminta
☆ ☆ ☆ ☆ ☆

Nukkuminen
☆ ☆ ☆ ☆ ☆

Alku	Loppu

Kesto

Runkopaikka

Edestä	Takaa
Vasen	Oikea

Vakavuusaste

1	2	3	4	5	6	7	8	9	10

Alku	Loppu

Kesto

Runkopaikka

Edestä	Takaa
Vasen	Oikea

Vakavuusaste

1	2	3	4	5	6	7	8	9	10

Alku	Loppu

Kesto

Runkopaikka

Edestä	Takaa
Vasen	Oikea

Vakavuusaste

1	2	3	4	5	6	7	8	9	10

Muut oireet	Laukaisee	Avustustoimenpiteet

Kommentit

Kipu Lokikirja

Päivämäärä :-		Maa	Tii	Kes	Tor	Per	Lau	Sun

Kipualue

Alku	Loppu
Kesto	

Runkopaikka	
Edestä	Takaa
Vasen	Oikea

Vakavuusaste

1	2	3	4	5	6	7	8	9	10

Alku	Loppu
Kesto	

Runkopaikka	
Edestä	Takaa
Vasen	Oikea

Vakavuusaste

1	2	3	4	5	6	7	8	9	10

Alku	Loppu
Kesto	

Runkopaikka	
Edestä	Takaa
Vasen	Oikea

Vakavuusaste

1	2	3	4	5	6	7	8	9	10

Energia

☆ ☆ ☆ ☆ ☆

Toiminta

☆ ☆ ☆ ☆ ☆

Nukkuminen

☆ ☆ ☆ ☆ ☆

Muut oireet	Laukaisee	Avustustoimenpiteet

Kommentit

Kipu Lokikirja

Päivämäärä :-	Maa	Tii	Kes	Tor	Per	Lau	Sun

Kipualue

Energia
☆ ☆ ☆ ☆ ☆

Toiminta
☆ ☆ ☆ ☆ ☆

Nukkuminen
☆ ☆ ☆ ☆ ☆

Alku	Loppu

Kesto

Runkopaikka

Edestä	Takaa
Vasen	Oikea

Vakavuusaste

1	2	3	4	5	6	7	8	9	10

Alku	Loppu

Kesto

Runkopaikka

Edestä	Takaa
Vasen	Oikea

Vakavuusaste

1	2	3	4	5	6	7	8	9	10

Alku	Loppu

Kesto

Runkopaikka

Edestä	Takaa
Vasen	Oikea

Vakavuusaste

1	2	3	4	5	6	7	8	9	10

Muut oireet	Laukaisee	Avustustoimenpiteet

Kommentit

Kipu Lokikirja

Päivämäärä :-		Maa	Tii	Kes	Tor	Per	Lau	Sun

Kipualue

Alku	Loppu
Kesto	

Runkopaikka	
Edestä	Takaa
Vasen	Oikea

Vakavuusaste

1	2	3	4	5	6	7	8	9	10

Alku	Loppu
Kesto	

Runkopaikka	
Edestä	Takaa
Vasen	Oikea

Vakavuusaste

1	2	3	4	5	6	7	8	9	10

Alku	Loppu
Kesto	

Runkopaikka	
Edestä	Takaa
Vasen	Oikea

Vakavuusaste

1	2	3	4	5	6	7	8	9	10

Energia

☆ ☆ ☆ ☆ ☆

Toiminta

☆ ☆ ☆ ☆ ☆

Nukkuminen

☆ ☆ ☆ ☆ ☆

Muut oireet	Laukaisee	Avustustoimenpiteet

Kommentit

Kipu Lokikirja

Päivämäärä :-	Maa	Tii	Kes	Tor	Per	Lau	Sun

Kipualue

Alku | Loppu

Kesto

Runkopaikka

Edestä	Takaa
Vasen	**Oikea**

Vakavuusaste

1	2	3	4	5	6	7	8	9	10

Alku | Loppu

Kesto

Runkopaikka

Edestä	Takaa
Vasen	**Oikea**

Vakavuusaste

1	2	3	4	5	6	7	8	9	10

Alku | Loppu

Kesto

Runkopaikka

Edestä	Takaa
Vasen	**Oikea**

Vakavuusaste

1	2	3	4	5	6	7	8	9	10

Energia
☆ ☆ ☆ ☆ ☆

Toiminta
☆ ☆ ☆ ☆ ☆

Nukkuminen
☆ ☆ ☆ ☆ ☆

Muut oireet	Laukaisee	Avustustoimenpiteet

Kommentit

Kipu Lokikirja

Päivämäärä :-	Maa	Tii	Kes	Tor	Per	Lau	Sun

Kipualue

Alku / Loppu

Alku	Loppu

Kesto

Runkopaikka

Runkopaikka	
Edestä	Takaa
Vasen	Oikea

Vakavuusaste

1	2	3	4	5	6	7	8	9	10

Alku / Loppu

Alku	Loppu

Kesto

Runkopaikka

Runkopaikka	
Edestä	Takaa
Vasen	Oikea

Vakavuusaste

1	2	3	4	5	6	7	8	9	10

Alku / Loppu

Alku	Loppu

Kesto

Runkopaikka

Runkopaikka	
Edestä	Takaa
Vasen	Oikea

Vakavuusaste

1	2	3	4	5	6	7	8	9	10

Energia

☆ ☆ ☆ ☆ ☆

Toiminta

☆ ☆ ☆ ☆ ☆

Nukkuminen

☆ ☆ ☆ ☆ ☆

Muut oireet	Laukaisee	Avustustoimenpiteet

Kommentit

Kipu Lokikirja

<table>
<tr><td>Päivämäärä :-</td><td>Maa</td><td>Tii</td><td>Kes</td><td>Tor</td><td>Per</td><td>Lau</td><td>Sun</td></tr>
</table>

Kipualue

Alku	Loppu

Kesto

Runkopaikka

Edestä	Takaa
Vasen	Oikea

Vakavuusaste

1	2	3	4	5	6	7	8	9	10

Alku	Loppu

Kesto

Runkopaikka

Edestä	Takaa
Vasen	Oikea

Vakavuusaste

1	2	3	4	5	6	7	8	9	10

Alku	Loppu

Kesto

Runkopaikka

Edestä	Takaa
Vasen	Oikea

Vakavuusaste

1	2	3	4	5	6	7	8	9	10

Energia

☆ ☆ ☆ ☆ ☆

Toiminta

☆ ☆ ☆ ☆ ☆

Nukkuminen

☆ ☆ ☆ ☆ ☆

Muut oireet	Laukaisee	Avustustoimenpiteet

Kommentit

Kipu Lokikirja

Päivämäärä :-		Maa	Tii	Kes	Tor	Per	Lau	Sun

Kipualue

Alku	Loppu		Runkopaikka	
Kesto			Edestä	Takaa
			Vasen	Oikea

Vakavuusaste

1	2	3	4	5	6	7	8	9	10

Alku	Loppu		Runkopaikka	
Kesto			Edestä	Takaa
			Vasen	Oikea

Vakavuusaste

1	2	3	4	5	6	7	8	9	10

Alku	Loppu		Runkopaikka	
Kesto			Edestä	Takaa
			Vasen	Oikea

Vakavuusaste

1	2	3	4	5	6	7	8	9	10

Energia

☆ ☆ ☆ ☆ ☆

Toiminta

☆ ☆ ☆ ☆ ☆

Nukkuminen

☆ ☆ ☆ ☆ ☆

Muut oireet	Laukaisee	Avustustoimenpiteet

Kommentit

Kipu Lokikirja

Päivämäärä :-	Maa	Tii	Kes	Tor	Per	Lau	Sun

Kipualue

Alku	Loppu	Runkopaikka	
Kesto		Edestä	Takaa
		Vasen	Oikea

Vakavuusaste

1	2	3	4	5	6	7	8	9	10

Alku	Loppu	Runkopaikka	
Kesto		Edestä	Takaa
		Vasen	Oikea

Vakavuusaste

1	2	3	4	5	6	7	8	9	10

Alku	Loppu	Runkopaikka	
Kesto		Edestä	Takaa
		Vasen	Oikea

Vakavuusaste

1	2	3	4	5	6	7	8	9	10

Energia

☆ ☆ ☆ ☆ ☆

Toiminta

☆ ☆ ☆ ☆ ☆

Nukkuminen

☆ ☆ ☆ ☆ ☆

Muut oireet	Laukaisee	Avustustoimenpiteet

Kommentit

Kipu Lokikirja

Päivämäärä :-	Maa	Tii	Kes	Tor	Per	Lau	Sun

Kipualue

Alku / Loppu / Runkopaikka

Alku	Loppu		Runkopaikka	
Kesto			Edestä	Takaa
			Vasen	Oikea

Vakavuusaste

1	2	3	4	5	6	7	8	9	10

Alku	Loppu		Runkopaikka	
Kesto			Edestä	Takaa
			Vasen	Oikea

Vakavuusaste

1	2	3	4	5	6	7	8	9	10

Alku	Loppu		Runkopaikka	
Kesto			Edestä	Takaa
			Vasen	Oikea

Vakavuusaste

1	2	3	4	5	6	7	8	9	10

Energia
☆ ☆ ☆ ☆ ☆

Toiminta
☆ ☆ ☆ ☆ ☆

Nukkuminen
☆ ☆ ☆ ☆ ☆

Muut oireet	Laukaisee	Avustustoimenpiteet

Kommentit

Kipu Lokikirja

Päivämäärä :- | Maa | Tii | Kes | Tor | Per | Lau | Sun

Kipualue

Energia
☆ ☆ ☆ ☆ ☆

Toiminta
☆ ☆ ☆ ☆ ☆

Nukkuminen
☆ ☆ ☆ ☆ ☆

Alku	Loppu

Kesto

Runkopaikka

Edestä	Takaa
Vasen	Oikea

Vakavuusaste

1	2	3	4	5	6	7	8	9	10

Alku	Loppu

Kesto

Runkopaikka

Edestä	Takaa
Vasen	Oikea

Vakavuusaste

1	2	3	4	5	6	7	8	9	10

Alku	Loppu

Kesto

Runkopaikka

Edestä	Takaa
Vasen	Oikea

Vakavuusaste

1	2	3	4	5	6	7	8	9	10

Muut oireet	Laukaisee	Avustustoimenpiteet

Kommentit

Kipu Lokikirja

<table>
<tr><td>Päivämäärä :-</td><td>Maa</td><td>Tii</td><td>Kes</td><td>Tor</td><td>Per</td><td>Lau</td><td>Sun</td></tr>
</table>

Kipualue

Alku	Loppu

Kesto

Runkopaikka

Edestä	Takaa
Vasen	Oikea

Vakavuusaste

1	2	3	4	5	6	7	8	9	10

Alku	Loppu

Kesto

Runkopaikka

Edestä	Takaa
Vasen	Oikea

Vakavuusaste

1	2	3	4	5	6	7	8	9	10

Alku	Loppu

Kesto

Runkopaikka

Edestä	Takaa
Vasen	Oikea

Vakavuusaste

1	2	3	4	5	6	7	8	9	10

Energia

☆ ☆ ☆ ☆ ☆

Toiminta

☆ ☆ ☆ ☆ ☆

Nukkuminen

☆ ☆ ☆ ☆ ☆

Muut oireet	Laukaisee	Avustustoimenpiteet

Kommentit

Kipu Lokikirja

Päivämäärä :-		Maa	Tii	Kes	Tor	Per	Lau	Sun

Kipualue

Alku | Loppu

Kesto

Runkopaikka

Edestä	Takaa
Vasen	Oikea

Vakavuusaste

1	2	3	4	5	6	7	8	9	10

Alku | Loppu

Kesto

Runkopaikka

Edestä	Takaa
Vasen	Oikea

Vakavuusaste

1	2	3	4	5	6	7	8	9	10

Alku | Loppu

Kesto

Runkopaikka

Edestä	Takaa
Vasen	Oikea

Vakavuusaste

1	2	3	4	5	6	7	8	9	10

Energia

☆ ☆ ☆ ☆ ☆

Toiminta

☆ ☆ ☆ ☆ ☆

Nukkuminen

☆ ☆ ☆ ☆ ☆

Muut oireet	Laukaisee	Avustustoimenpiteet

Kommentit

Kipu Lokikirja

<table>
<tr><td>Päivämäärä :-</td><td>Maa</td><td>Tii</td><td>Kes</td><td>Tor</td><td>Per</td><td>Lau</td><td>Sun</td></tr>
</table>

Kipualue

Alku	Loppu
Kesto	

Runkopaikka	
Edestä	Takaa
Vasen	Oikea

Vakavuusaste

1	2	3	4	5	6	7	8	9	10

Alku	Loppu
Kesto	

Runkopaikka	
Edestä	Takaa
Vasen	Oikea

Vakavuusaste

1	2	3	4	5	6	7	8	9	10

Alku	Loppu
Kesto	

Runkopaikka	
Edestä	Takaa
Vasen	Oikea

Vakavuusaste

1	2	3	4	5	6	7	8	9	10

Energia

☆ ☆ ☆ ☆ ☆

Toiminta

☆ ☆ ☆ ☆ ☆

Nukkuminen

☆ ☆ ☆ ☆ ☆

Muut oireet	Laukaisee	Avustustoimenpiteet

Kommentit

Kipu Lokikirja

Päivämäärä :-	Maa	Tii	Kes	Tor	Per	Lau	Sun

Kipualue

Alku	Loppu	Runkopaikka	
Kesto		Edestä	Takaa
		Vasen	Oikea

Vakavuusaste

1	2	3	4	5	6	7	8	9	10

Alku	Loppu	Runkopaikka	
Kesto		Edestä	Takaa
		Vasen	Oikea

Vakavuusaste

1	2	3	4	5	6	7	8	9	10

Alku	Loppu	Runkopaikka	
Kesto		Edestä	Takaa
		Vasen	Oikea

Vakavuusaste

1	2	3	4	5	6	7	8	9	10

Energia

☆ ☆ ☆ ☆ ☆

Toiminta

☆ ☆ ☆ ☆ ☆

Nukkuminen

☆ ☆ ☆ ☆ ☆

Muut oireet	Laukaisee	Avustustoimenpiteet

Kommentit

Kipu Lokikirja

Päivämäärä :-	Maa	Tii	Kes	Tor	Per	Lau	Sun

Kipualue

Energia

☆ ☆ ☆ ☆ ☆

Toiminta

☆ ☆ ☆ ☆ ☆

Nukkuminen

☆ ☆ ☆ ☆ ☆

Alku	Loppu

Kesto

Runkopaikka

Edestä	Takaa
Vasen	Oikea

Vakavuusaste

1	2	3	4	5	6	7	8	9	10

Alku	Loppu

Kesto

Runkopaikka

Edestä	Takaa
Vasen	Oikea

Vakavuusaste

1	2	3	4	5	6	7	8	9	10

Alku	Loppu

Kesto

Runkopaikka

Edestä	Takaa
Vasen	Oikea

Vakavuusaste

1	2	3	4	5	6	7	8	9	10

Muut oireet	Laukaisee	Avustustoimenpiteet

Kommentit

Kipu Lokikirja

Päivämäärä :-	Maa	Tii	Kes	Tor	Per	Lau	Sun

Kipualue

Energia
☆ ☆ ☆ ☆ ☆

Toiminta
☆ ☆ ☆ ☆ ☆

Nukkuminen
☆ ☆ ☆ ☆ ☆

Alku	Loppu

Kesto

Runkopaikka

Edestä	Takaa
Vasen	**Oikea**

Vakavuusaste

1	2	3	4	5	6	7	8	9	10

Alku	Loppu

Kesto

Runkopaikka

Edestä	Takaa
Vasen	**Oikea**

Vakavuusaste

1	2	3	4	5	6	7	8	9	10

Alku	Loppu

Kesto

Runkopaikka

Edestä	Takaa
Vasen	**Oikea**

Vakavuusaste

1	2	3	4	5	6	7	8	9	10

Muut oireet	Laukaisee	Avustustoimenpiteet

Kommentit

Kipu Lokikirja

Päivämäärä :-		Maa	Tii	Kes	Tor	Per	Lau	Sun

Kipualue

Alku | Loppu

Alku	Loppu

Kesto

Runkopaikka

Runkopaikka	
Edestä	Takaa
Vasen	Oikea

Vakavuusaste

1	2	3	4	5	6	7	8	9	10

Alku	Loppu

Kesto

Runkopaikka	
Edestä	Takaa
Vasen	Oikea

Vakavuusaste

1	2	3	4	5	6	7	8	9	10

Alku	Loppu

Kesto

Runkopaikka	
Edestä	Takaa
Vasen	Oikea

Vakavuusaste

1	2	3	4	5	6	7	8	9	10

Energia

☆ ☆ ☆ ☆ ☆

Toiminta

☆ ☆ ☆ ☆ ☆

Nukkuminen

☆ ☆ ☆ ☆ ☆

Muut oireet	Laukaisee	Avustustoimenpiteet

Kommentit

Kipu Lokikirja

Päivämäärä :-	Maa	Tii	Kes	Tor	Per	Lau	Sun

Kipualue

Energia
☆ ☆ ☆ ☆ ☆

Toiminta
☆ ☆ ☆ ☆ ☆

Nukkuminen
☆ ☆ ☆ ☆ ☆

Alku	Loppu

Kesto

Runkopaikka

Edestä	Takaa
Vasen	Oikea

Vakavuusaste

1	2	3	4	5	6	7	8	9	10

Alku	Loppu

Kesto

Runkopaikka

Edestä	Takaa
Vasen	Oikea

Vakavuusaste

1	2	3	4	5	6	7	8	9	10

Alku	Loppu

Kesto

Runkopaikka

Edestä	Takaa
Vasen	Oikea

Vakavuusaste

1	2	3	4	5	6	7	8	9	10

Muut oireet	Laukaisee	Avustustoimenpiteet

Kommentit

Kipu Lokikirja

Päivämäärä :-		Maa	Tii	Kes	Tor	Per	Lau	Sun

Kipualue

Alku	Loppu
Kesto	

Runkopaikka	
Edestä	Takaa
Vasen	Oikea

Vakavuusaste

1	2	3	4	5	6	7	8	9	10

Alku	Loppu
Kesto	

Runkopaikka	
Edestä	Takaa
Vasen	Oikea

Vakavuusaste

1	2	3	4	5	6	7	8	9	10

Alku	Loppu
Kesto	

Runkopaikka	
Edestä	Takaa
Vasen	Oikea

Vakavuusaste

1	2	3	4	5	6	7	8	9	10

Energia

☆ ☆ ☆ ☆ ☆

Toiminta

☆ ☆ ☆ ☆ ☆

Nukkuminen

☆ ☆ ☆ ☆ ☆

Muut oireet	Laukaisee	Avustustoimenpiteet

Kommentit

Kipu Lokikirja

Päivämäärä :-		Maa	Tii	Kes	Tor	Per	Lau	Sun

Kipualue

Alku / Loppu / Runkopaikka (1)

Alku	Loppu	Runkopaikka	
Kesto		Edestä	Takaa
		Vasen	Oikea

Vakavuusaste

1	2	3	4	5	6	7	8	9	10

Alku / Loppu / Runkopaikka (2)

Alku	Loppu	Runkopaikka	
Kesto		Edestä	Takaa
		Vasen	Oikea

Vakavuusaste

1	2	3	4	5	6	7	8	9	10

Alku / Loppu / Runkopaikka (3)

Alku	Loppu	Runkopaikka	
Kesto		Edestä	Takaa
		Vasen	Oikea

Vakavuusaste

1	2	3	4	5	6	7	8	9	10

Energia

☆ ☆ ☆ ☆ ☆

Toiminta

☆ ☆ ☆ ☆ ☆

Nukkuminen

☆ ☆ ☆ ☆ ☆

Muut oireet	Laukaisee	Avustustoimenpiteet

Kommentit

Kipu Lokikirja

Päivämäärä :-	Maa	Tii	Kes	Tor	Per	Lau	Sun

Kipualue

Alku	Loppu
Kesto	

Runkopaikka	
Edestä	Takaa
Vasen	Oikea

Vakavuusaste

1	2	3	4	5	6	7	8	9	10

Alku	Loppu
Kesto	

Runkopaikka	
Edestä	Takaa
Vasen	Oikea

Vakavuusaste

1	2	3	4	5	6	7	8	9	10

Alku	Loppu
Kesto	

Runkopaikka	
Edestä	Takaa
Vasen	Oikea

Vakavuusaste

1	2	3	4	5	6	7	8	9	10

Energia

☆ ☆ ☆ ☆ ☆

Toiminta

☆ ☆ ☆ ☆ ☆

Nukkuminen

☆ ☆ ☆ ☆ ☆

Muut oireet	Laukaisee	Avustustoimenpiteet

Kommentit

Kipu Lokikirja

Päivämäärä :-		Maa	Tii	Kes	Tor	Per	Lau	Sun

Kipualue

Energia

☆ ☆ ☆ ☆ ☆

Toiminta

☆ ☆ ☆ ☆ ☆

Nukkuminen

☆ ☆ ☆ ☆ ☆

Alku	Loppu
Kesto	

Runkopaikka

Edestä	Takaa
Vasen	Oikea

Vakavuusaste

1	2	3	4	5	6	7	8	9	10

Alku	Loppu
Kesto	

Runkopaikka

Edestä	Takaa
Vasen	Oikea

Vakavuusaste

1	2	3	4	5	6	7	8	9	10

Alku	Loppu
Kesto	

Runkopaikka

Edestä	Takaa
Vasen	Oikea

Vakavuusaste

1	2	3	4	5	6	7	8	9	10

Muut oireet	Laukaisee	Avustustoimenpiteet

Kommentit

Kipu Lokikirja

Päivämäärä :-		Maa	Tii	Kes	Tor	Per	Lau	Sun

Kipualue

Energia
☆ ☆ ☆ ☆ ☆

Toiminta
☆ ☆ ☆ ☆ ☆

Nukkuminen
☆ ☆ ☆ ☆ ☆

Alku	Loppu

Kesto

Runkopaikka	
Edestä	Takaa
Vasen	Oikea

Vakavuusaste

1	2	3	4	5	6	7	8	9	10

Alku	Loppu

Kesto

Runkopaikka	
Edestä	Takaa
Vasen	Oikea

Vakavuusaste

1	2	3	4	5	6	7	8	9	10

Alku	Loppu

Kesto

Runkopaikka	
Edestä	Takaa
Vasen	Oikea

Vakavuusaste

1	2	3	4	5	6	7	8	9	10

Muut oireet	Laukaisee	Avustustoimenpiteet

Kommentit

Kipu Lokikirja

Päivämäärä :-	Maa	Tii	Kes	Tor	Per	Lau	Sun

Kipualue

Alku	Loppu	Runkopaikka	
Kesto		Edestä	Takaa
		Vasen	Oikea

Vakavuusaste

1	2	3	4	5	6	7	8	9	10

Alku	Loppu	Runkopaikka	
Kesto		Edestä	Takaa
		Vasen	Oikea

Vakavuusaste

1	2	3	4	5	6	7	8	9	10

Alku	Loppu	Runkopaikka	
Kesto		Edestä	Takaa
		Vasen	Oikea

Vakavuusaste

1	2	3	4	5	6	7	8	9	10

Energia

☆ ☆ ☆ ☆ ☆

Toiminta

☆ ☆ ☆ ☆ ☆

Nukkuminen

☆ ☆ ☆ ☆ ☆

Muut oireet	Laukaisee	Avustustoimenpiteet

Kommentit

Kipu Lokikirja

Päivämäärä :-	Maa	Tii	Kes	Tor	Per	Lau	Sun

Kipualue

Alku	Loppu	Runkopaikka	
Kesto		Edestä	Takaa
		Vasen	Oikea

Vakavuusaste

1	2	3	4	5	6	7	8	9	10

Alku	Loppu	Runkopaikka	
Kesto		Edestä	Takaa
		Vasen	Oikea

Vakavuusaste

1	2	3	4	5	6	7	8	9	10

Alku	Loppu	Runkopaikka	
Kesto		Edestä	Takaa
		Vasen	Oikea

Vakavuusaste

1	2	3	4	5	6	7	8	9	10

Energia

☆ ☆ ☆ ☆ ☆

Toiminta

☆ ☆ ☆ ☆ ☆

Nukkuminen

☆ ☆ ☆ ☆ ☆

Muut oireet	Laukaisee	Avustustoimenpiteet

Kommentit

Kipu Lokikirja

Päivämäärä :-	Maa	Tii	Kes	Tor	Per	Lau	Sun

Kipualue

Alku	Loppu	Runkopaikka	
Kesto		Edestä	Takaa
		Vasen	Oikea

Vakavuusaste

1	2	3	4	5	6	7	8	9	10

Alku	Loppu	Runkopaikka	
Kesto		Edestä	Takaa
		Vasen	Oikea

Vakavuusaste

1	2	3	4	5	6	7	8	9	10

Alku	Loppu	Runkopaikka	
Kesto		Edestä	Takaa
		Vasen	Oikea

Vakavuusaste

1	2	3	4	5	6	7	8	9	10

Energia

☆ ☆ ☆ ☆ ☆

Toiminta

☆ ☆ ☆ ☆ ☆

Nukkuminen

☆ ☆ ☆ ☆ ☆

Muut oireet	Laukaisee	Avustustoimenpiteet

Kommentit

Kipu Lokikirja

Päivämäärä :-		Maa	Tii	Kes	Tor	Per	Lau	Sun

Kipualue

Energia
☆ ☆ ☆ ☆ ☆

Toiminta
☆ ☆ ☆ ☆ ☆

Nukkuminen
☆ ☆ ☆ ☆ ☆

Alku	Loppu

Kesto

Runkopaikka

Edestä	Takaa
Vasen	Oikea

Vakavuusaste

1	2	3	4	5	6	7	8	9	10

Alku	Loppu

Kesto

Runkopaikka

Edestä	Takaa
Vasen	Oikea

Vakavuusaste

1	2	3	4	5	6	7	8	9	10

Alku	Loppu

Kesto

Runkopaikka

Edestä	Takaa
Vasen	Oikea

Vakavuusaste

1	2	3	4	5	6	7	8	9	10

Muut oireet	Laukaisee	Avustustoimenpiteet

Kommentit

Kipu Lokikirja

Päivämäärä :-		Maa	Tii	Kes	Tor	Per	Lau	Sun

Kipualue

Energia

☆ ☆ ☆ ☆ ☆

Toiminta

☆ ☆ ☆ ☆ ☆

Nukkuminen

☆ ☆ ☆ ☆ ☆

Alku	Loppu

Kesto

Runkopaikka

Edestä	Takaa
Vasen	Oikea

Vakavuusaste

1	2	3	4	5	6	7	8	9	10

Alku	Loppu

Kesto

Runkopaikka

Edestä	Takaa
Vasen	Oikea

Vakavuusaste

1	2	3	4	5	6	7	8	9	10

Alku	Loppu

Kesto

Runkopaikka

Edestä	Takaa
Vasen	Oikea

Vakavuusaste

1	2	3	4	5	6	7	8	9	10

Muut oireet	Laukaisee	Avustustoimenpiteet

Kommentit

Kipu Lokikirja

Päivämäärä :-	Maa	Tii	Kes	Tor	Per	Lau	Sun

Kipualue

Alku	Loppu		Runkopaikka	
Kesto			Edestä	Takaa
			Vasen	Oikea

Vakavuusaste

1	2	3	4	5	6	7	8	9	10

Alku	Loppu		Runkopaikka	
Kesto			Edestä	Takaa
			Vasen	Oikea

Vakavuusaste

1	2	3	4	5	6	7	8	9	10

Alku	Loppu		Runkopaikka	
Kesto			Edestä	Takaa
			Vasen	Oikea

Vakavuusaste

1	2	3	4	5	6	7	8	9	10

Energia

☆ ☆ ☆ ☆ ☆

Toiminta

☆ ☆ ☆ ☆ ☆

Nukkuminen

☆ ☆ ☆ ☆ ☆

Muut oireet	Laukaisee	Avustustoimenpiteet

Kommentit

Kipu Lokikirja

Päivämäärä :-	Maa	Tii	Kes	Tor	Per	Lau	Sun

Kipualue

Alku	Loppu	Runkopaikka	
Kesto		Edestä	Takaa
		Vasen	**Oikea**

Vakavuusaste

1	2	3	4	5	6	7	8	9	10

Alku	Loppu	Runkopaikka	
Kesto		Edestä	Takaa
		Vasen	**Oikea**

Vakavuusaste

1	2	3	4	5	6	7	8	9	10

Alku	Loppu	Runkopaikka	
Kesto		Edestä	Takaa
		Vasen	**Oikea**

Vakavuusaste

1	2	3	4	5	6	7	8	9	10

Energia

☆ ☆ ☆ ☆ ☆

Toiminta

☆ ☆ ☆ ☆ ☆

Nukkuminen

☆ ☆ ☆ ☆ ☆

Muut oireet	Laukaisee	Avustustoimenpiteet

Kommentit

Kipu Lokikirja

Päivämäärä :-		Maa	Tii	Kes	Tor	Per	Lau	Sun

Kipualue

Energia

☆ ☆ ☆ ☆ ☆

Toiminta

☆ ☆ ☆ ☆ ☆

Nukkuminen

☆ ☆ ☆ ☆ ☆

Alku	Loppu
Kesto	

Runkopaikka	
Edestä	Takaa
Vasen	Oikea

Vakavuusaste

1	2	3	4	5	6	7	8	9	10

Alku	Loppu
Kesto	

Runkopaikka	
Edestä	Takaa
Vasen	Oikea

Vakavuusaste

1	2	3	4	5	6	7	8	9	10

Alku	Loppu
Kesto	

Runkopaikka	
Edestä	Takaa
Vasen	Oikea

Vakavuusaste

1	2	3	4	5	6	7	8	9	10

Muut oireet	Laukaisee	Avustustoimenpiteet

Kommentit

Kipu Lokikirja

Päivämäärä :-	Maa	Tii	Kes	Tor	Per	Lau	Sun

Kipualue

Alku	Loppu	Runkopaikka	
Kesto		Edestä	Takaa
		Vasen	Oikea

Vakavuusaste

1	2	3	4	5	6	7	8	9	10

Alku	Loppu	Runkopaikka	
Kesto		Edestä	Takaa
		Vasen	Oikea

Vakavuusaste

1	2	3	4	5	6	7	8	9	10

Alku	Loppu	Runkopaikka	
Kesto		Edestä	Takaa
		Vasen	Oikea

Vakavuusaste

1	2	3	4	5	6	7	8	9	10

Energia

☆ ☆ ☆ ☆ ☆

Toiminta

☆ ☆ ☆ ☆ ☆

Nukkuminen

☆ ☆ ☆ ☆ ☆

Muut oireet	Laukaisee	Avustustoimenpiteet

Kommentit

Kipu Lokikirja

Päivämäärä :-	Maa	Tii	Kes	Tor	Per	Lau	Sun

Kipualue

Alku | Loppu

Alku	Loppu
Kesto	

Runkopaikka

Runkopaikka	
Edestä	Takaa
Vasen	Oikea

Vakavuusaste

1	2	3	4	5	6	7	8	9	10

Alku	Loppu
Kesto	

Runkopaikka	
Edestä	Takaa
Vasen	Oikea

Vakavuusaste

1	2	3	4	5	6	7	8	9	10

Alku	Loppu
Kesto	

Runkopaikka	
Edestä	Takaa
Vasen	Oikea

Vakavuusaste

1	2	3	4	5	6	7	8	9	10

Energia

☆ ☆ ☆ ☆ ☆

Toiminta

☆ ☆ ☆ ☆ ☆

Nukkuminen

☆ ☆ ☆ ☆ ☆

Muut oireet	Laukaisee	Avustustoimenpiteet

Kommentit

Kipu Lokikirja

Päivämäärä :-		Maa	Tii	Kes	Tor	Per	Lau	Sun

Kipualue

Alku	Loppu
Kesto	

Runkopaikka	
Edestä	Takaa
Vasen	Oikea

Vakavuusaste

1	2	3	4	5	6	7	8	9	10

Alku	Loppu
Kesto	

Runkopaikka	
Edestä	Takaa
Vasen	Oikea

Vakavuusaste

1	2	3	4	5	6	7	8	9	10

Alku	Loppu
Kesto	

Runkopaikka	
Edestä	Takaa
Vasen	Oikea

Vakavuusaste

1	2	3	4	5	6	7	8	9	10

Energia

☆ ☆ ☆ ☆ ☆

Toiminta

☆ ☆ ☆ ☆ ☆

Nukkuminen

☆ ☆ ☆ ☆ ☆

Muut oireet	Laukaisee	Avustustoimenpiteet

Kommentit

Kipu Lokikirja

Päivämäärä :-		Maa	Tii	Kes	Tor	Per	Lau	Sun

Kipualue

Alku	Loppu	Runkopaikka	
Kesto		Edestä	Takaa
		Vasen	Oikea

Vakavuusaste

1	2	3	4	5	6	7	8	9	10

Alku	Loppu	Runkopaikka	
Kesto		Edestä	Takaa
		Vasen	Oikea

Vakavuusaste

1	2	3	4	5	6	7	8	9	10

Alku	Loppu	Runkopaikka	
Kesto		Edestä	Takaa
		Vasen	Oikea

Vakavuusaste

1	2	3	4	5	6	7	8	9	10

Energia

☆ ☆ ☆ ☆ ☆

Toiminta

☆ ☆ ☆ ☆ ☆

Nukkuminen

☆ ☆ ☆ ☆ ☆

Muut oireet	Laukaisee	Avustustoimenpiteet

Kommentit

Kipu Lokikirja

Päivämäärä :-		Maa	Tii	Kes	Tor	Per	Lau	Sun

Kipualue

Alku	Loppu

Kesto

Runkopaikka

Edestä	Takaa
Vasen	Oikea

Vakavuusaste

1	2	3	4	5	6	7	8	9	10

Alku	Loppu

Kesto

Runkopaikka

Edestä	Takaa
Vasen	Oikea

Vakavuusaste

1	2	3	4	5	6	7	8	9	10

Alku	Loppu

Kesto

Runkopaikka

Edestä	Takaa
Vasen	Oikea

Vakavuusaste

1	2	3	4	5	6	7	8	9	10

Energia

☆ ☆ ☆ ☆ ☆

Toiminta

☆ ☆ ☆ ☆ ☆

Nukkuminen

☆ ☆ ☆ ☆ ☆

Muut oireet	Laukaisee	Avustustoimenpiteet

Kommentit

Kipu Lokikirja

Päivämäärä :-		Maa	Tii	Kes	Tor	Per	Lau	Sun

Kipualue

Alku	Loppu		Runkopaikka	
Kesto			Edestä	Takaa
			Vasen	Oikea

Vakavuusaste

1	2	3	4	5	6	7	8	9	10

Alku	Loppu		Runkopaikka	
Kesto			Edestä	Takaa
			Vasen	Oikea

Vakavuusaste

1	2	3	4	5	6	7	8	9	10

Alku	Loppu		Runkopaikka	
Kesto			Edestä	Takaa
			Vasen	Oikea

Vakavuusaste

1	2	3	4	5	6	7	8	9	10

Energia

☆ ☆ ☆ ☆ ☆

Toiminta

☆ ☆ ☆ ☆ ☆

Nukkuminen

☆ ☆ ☆ ☆ ☆

Muut oireet	Laukaisee	Avustustoimenpiteet

Kommentit

Kipu Lokikirja

Päivämäärä :-	Maa	Tii	Kes	Tor	Per	Lau	Sun

Kipualue

Energia
☆ ☆ ☆ ☆ ☆

Toiminta
☆ ☆ ☆ ☆ ☆

Nukkuminen
☆ ☆ ☆ ☆ ☆

Alku	Loppu	Runkopaikka	
Kesto		Edestä	Takaa
		Vasen	Oikea

Vakavuusaste

1	2	3	4	5	6	7	8	9	10

Alku	Loppu	Runkopaikka	
Kesto		Edestä	Takaa
		Vasen	Oikea

Vakavuusaste

1	2	3	4	5	6	7	8	9	10

Alku	Loppu	Runkopaikka	
Kesto		Edestä	Takaa
		Vasen	Oikea

Vakavuusaste

1	2	3	4	5	6	7	8	9	10

Muut oireet	Laukaisee	Avustustoimenpiteet

Kommentit

Kipu Lokikirja

Päivämäärä :-	Maa	Tii	Kes	Tor	Per	Lau	Sun

Kipualue

Alku / Loppu

Alku	Loppu

Kesto

Runkopaikka

Edestä	Takaa
Vasen	Oikea

Vakavuusaste

1	2	3	4	5	6	7	8	9	10

Alku	Loppu

Kesto

Runkopaikka

Edestä	Takaa
Vasen	Oikea

Vakavuusaste

1	2	3	4	5	6	7	8	9	10

Alku	Loppu

Kesto

Runkopaikka

Edestä	Takaa
Vasen	Oikea

Vakavuusaste

1	2	3	4	5	6	7	8	9	10

Energia

☆ ☆ ☆ ☆ ☆

Toiminta

☆ ☆ ☆ ☆ ☆

Nukkuminen

☆ ☆ ☆ ☆ ☆

Muut oireet	Laukaisee	Avustustoimenpiteet

Kommentit

Kipu Lokikirja

<table>
<tr><td>Päivämäärä :-</td><td>Maa</td><td>Tii</td><td>Kes</td><td>Tor</td><td>Per</td><td>Lau</td><td>Sun</td></tr>
</table>

Kipualue

Alku	Loppu
Kesto	

Runkopaikka

Edestä	Takaa
Vasen	Oikea

Vakavuusaste

1	2	3	4	5	6	7	8	9	10

Alku	Loppu
Kesto	

Runkopaikka

Edestä	Takaa
Vasen	Oikea

Vakavuusaste

1	2	3	4	5	6	7	8	9	10

Alku	Loppu
Kesto	

Runkopaikka

Edestä	Takaa
Vasen	Oikea

Vakavuusaste

1	2	3	4	5	6	7	8	9	10

Energia

☆ ☆ ☆ ☆ ☆

Toiminta

☆ ☆ ☆ ☆ ☆

Nukkuminen

☆ ☆ ☆ ☆ ☆

Muut oireet	Laukaisee	Avustustoimenpiteet

Kommentit

Kipu Lokikirja

Päivämäärä :-		Maa	Tii	Kes	Tor	Per	Lau	Sun

Kipualue

Alku	Loppu

Kesto

Runkopaikka

Edestä	Takaa
Vasen	**Oikea**

Vakavuusaste

1	2	3	4	5	6	7	8	9	10

Alku	Loppu

Kesto

Runkopaikka

Edestä	Takaa
Vasen	**Oikea**

Vakavuusaste

1	2	3	4	5	6	7	8	9	10

Alku	Loppu

Kesto

Runkopaikka

Edestä	Takaa
Vasen	**Oikea**

Vakavuusaste

1	2	3	4	5	6	7	8	9	10

Energia

☆ ☆ ☆ ☆ ☆

Toiminta

☆ ☆ ☆ ☆ ☆

Nukkuminen

☆ ☆ ☆ ☆ ☆

Muut oireet	Laukaisee	Avustustoimenpiteet

Kommentit

Kipu Lokikirja

<table>
<tr><td>Päivämäärä :-</td><td>Maa</td><td>Tii</td><td>Kes</td><td>Tor</td><td>Per</td><td>Lau</td><td>Sun</td></tr>
</table>

Kipualue

Alku	Loppu		Runkopaikka	
Kesto			Edestä	Takaa
			Vasen	Oikea

Vakavuusaste

1	2	3	4	5	6	7	8	9	10

Alku	Loppu		Runkopaikka	
Kesto			Edestä	Takaa
			Vasen	Oikea

Vakavuusaste

1	2	3	4	5	6	7	8	9	10

Alku	Loppu		Runkopaikka	
Kesto			Edestä	Takaa
			Vasen	Oikea

Vakavuusaste

1	2	3	4	5	6	7	8	9	10

Energia

☆ ☆ ☆ ☆ ☆

Toiminta

☆ ☆ ☆ ☆ ☆

Nukkuminen

☆ ☆ ☆ ☆ ☆

Muut oireet	Laukaisee	Avustustoimenpiteet

Kommentit

Kipu Lokikirja

Päivämäärä :-		Maa	Tii	Kes	Tor	Per	Lau	Sun

Kipualue

Alku	Loppu		Runkopaikka	
Kesto			Edestä	Takaa
			Vasen	Oikea

Vakavuusaste									
1	2	3	4	5	6	7	8	9	10

Alku	Loppu		Runkopaikka	
Kesto			Edestä	Takaa
			Vasen	Oikea

Vakavuusaste									
1	2	3	4	5	6	7	8	9	10

Alku	Loppu		Runkopaikka	
Kesto			Edestä	Takaa
			Vasen	Oikea

Vakavuusaste									
1	2	3	4	5	6	7	8	9	10

Energia

☆ ☆ ☆ ☆ ☆

Toiminta

☆ ☆ ☆ ☆ ☆

Nukkuminen

☆ ☆ ☆ ☆ ☆

Muut oireet	Laukaisee	Avustustoimenpiteet

Kommentit

Kipu Lokikirja

Päivämäärä :-		Maa	Tii	Kes	Tor	Per	Lau	Sun

Kipualue

Alku / Loppu

Alku	Loppu	Runkopaikka	
Kesto		Edestä	Takaa
		Vasen	Oikea

Vakavuusaste

1	2	3	4	5	6	7	8	9	10

Alku	Loppu	Runkopaikka	
Kesto		Edestä	Takaa
		Vasen	Oikea

Vakavuusaste

1	2	3	4	5	6	7	8	9	10

Alku	Loppu	Runkopaikka	
Kesto		Edestä	Takaa
		Vasen	Oikea

Vakavuusaste

1	2	3	4	5	6	7	8	9	10

Energia

☆ ☆ ☆ ☆ ☆

Toiminta

☆ ☆ ☆ ☆ ☆

Nukkuminen

☆ ☆ ☆ ☆ ☆

Muut oireet	Laukaisee	Avustustoimenpiteet

Kommentit

Kipu Lokikirja

<table>
<tr><td>Päivämäärä :-</td><td>Maa</td><td>Tii</td><td>Kes</td><td>Tor</td><td>Per</td><td>Lau</td><td>Sun</td></tr>
</table>

Kipualue

Alku	Loppu
Kesto	

Runkopaikka	
Edestä	Takaa
Vasen	Oikea

Vakavuusaste

1	2	3	4	5	6	7	8	9	10

Alku	Loppu
Kesto	

Runkopaikka	
Edestä	Takaa
Vasen	Oikea

Vakavuusaste

1	2	3	4	5	6	7	8	9	10

Alku	Loppu
Kesto	

Runkopaikka	
Edestä	Takaa
Vasen	Oikea

Vakavuusaste

1	2	3	4	5	6	7	8	9	10

Energia

☆ ☆ ☆ ☆ ☆

Toiminta

☆ ☆ ☆ ☆ ☆

Nukkuminen

☆ ☆ ☆ ☆ ☆

Muut oireet	Laukaisee	Avustustoimenpiteet

Kommentit

Kipu Lokikirja

Päivämäärä :-		Maa	Tii	Kes	Tor	Per	Lau	Sun

Kipualue

Alku	Loppu
Kesto	

Runkopaikka

Edestä	**Takaa**
Vasen	**Oikea**

Vakavuusaste

1	2	3	4	5	6	7	8	9	10

Alku	Loppu
Kesto	

Runkopaikka

Edestä	**Takaa**
Vasen	**Oikea**

Vakavuusaste

1	2	3	4	5	6	7	8	9	10

Alku	Loppu
Kesto	

Runkopaikka

Edestä	**Takaa**
Vasen	**Oikea**

Vakavuusaste

1	2	3	4	5	6	7	8	9	10

Energia

☆ ☆ ☆ ☆ ☆

Toiminta

☆ ☆ ☆ ☆ ☆

Nukkuminen

☆ ☆ ☆ ☆ ☆

Muut oireet	Laukaisee	Avustustoimenpiteet

Kommentit

Kipu Lokikirja

Päivämäärä :-		Maa	Tii	Kes	Tor	Per	Lau	Sun

Kipualue

Alku	Loppu		Runkopaikka	
Kesto			Edestä	Takaa
			Vasen	Oikea

Vakavuusaste

1	2	3	4	5	6	7	8	9	10

Alku	Loppu		Runkopaikka	
Kesto			Edestä	Takaa
			Vasen	Oikea

Vakavuusaste

1	2	3	4	5	6	7	8	9	10

Alku	Loppu		Runkopaikka	
Kesto			Edestä	Takaa
			Vasen	Oikea

Vakavuusaste

1	2	3	4	5	6	7	8	9	10

Energia

☆ ☆ ☆ ☆ ☆

Toiminta

☆ ☆ ☆ ☆ ☆

Nukkuminen

☆ ☆ ☆ ☆ ☆

Muut oireet	Laukaisee	Avustustoimenpiteet

Kommentit

Kipu Lokikirja

Päivämäärä :-		Maa	Tii	Kes	Tor	Per	Lau	Sun

Kipualue

Alku	Loppu

Kesto

Runkopaikka

Edestä	Takaa
Vasen	Oikea

Vakavuusaste

1	2	3	4	5	6	7	8	9	10

Alku	Loppu

Kesto

Runkopaikka

Edestä	Takaa
Vasen	Oikea

Vakavuusaste

1	2	3	4	5	6	7	8	9	10

Alku	Loppu

Kesto

Runkopaikka

Edestä	Takaa
Vasen	Oikea

Vakavuusaste

1	2	3	4	5	6	7	8	9	10

Energia

☆ ☆ ☆ ☆ ☆

Toiminta

☆ ☆ ☆ ☆ ☆

Nukkuminen

☆ ☆ ☆ ☆ ☆

Muut oireet	Laukaisee	Avustustoimenpiteet

Kommentit

Kipu Lokikirja

Päivämäärä :-	Maa	Tii	Kes	Tor	Per	Lau	Sun

Kipualue

Energia

☆ ☆ ☆ ☆ ☆

Toiminta

☆ ☆ ☆ ☆ ☆

Nukkuminen

☆ ☆ ☆ ☆ ☆

Alku	Loppu

Kesto	

Runkopaikka	

Edestä	Takaa
Vasen	Oikea

Vakavuusaste

1	2	3	4	5	6	7	8	9	10

Alku	Loppu

Kesto	

Runkopaikka	

Edestä	Takaa
Vasen	Oikea

Vakavuusaste

1	2	3	4	5	6	7	8	9	10

Alku	Loppu

Kesto	

Runkopaikka	

Edestä	Takaa
Vasen	Oikea

Vakavuusaste

1	2	3	4	5	6	7	8	9	10

Muut oireet	Laukaisee	Avustustoimenpiteet

Kommentit

Kipu Lokikirja

Päivämäärä :-	Maa	Tii	Kes	Tor	Per	Lau	Sun

Kipualue

Alku	Loppu	Runkopaikka	
Kesto		Edestä	Takaa
		Vasen	Oikea

Vakavuusaste

1	2	3	4	5	6	7	8	9	10

Alku	Loppu	Runkopaikka	
Kesto		Edestä	Takaa
		Vasen	Oikea

Vakavuusaste

1	2	3	4	5	6	7	8	9	10

Alku	Loppu	Runkopaikka	
Kesto		Edestä	Takaa
		Vasen	Oikea

Vakavuusaste

1	2	3	4	5	6	7	8	9	10

Energia

☆ ☆ ☆ ☆ ☆

Toiminta

☆ ☆ ☆ ☆ ☆

Nukkuminen

☆ ☆ ☆ ☆ ☆

Muut oireet	Laukaisee	Avustustoimenpiteet

Kommentit

Kipu Lokikirja

Päivämäärä :-		Maa	Tii	Kes	Tor	Per	Lau	Sun

Kipualue

Alku	Loppu		Runkopaikka	
Kesto			Edestä	Takaa
			Vasen	Oikea

Vakavuusaste

1	2	3	4	5	6	7	8	9	10

Alku	Loppu		Runkopaikka	
Kesto			Edestä	Takaa
			Vasen	Oikea

Vakavuusaste

1	2	3	4	5	6	7	8	9	10

Alku	Loppu		Runkopaikka	
Kesto			Edestä	Takaa
			Vasen	Oikea

Vakavuusaste

1	2	3	4	5	6	7	8	9	10

Energia

☆ ☆ ☆ ☆ ☆

Toiminta

☆ ☆ ☆ ☆ ☆

Nukkuminen

☆ ☆ ☆ ☆ ☆

Muut oireet	Laukaisee	Avustustoimenpiteet

Kommentit

Kipu Lokikirja

Päivämäärä :-		Maa	Tii	Kes	Tor	Per	Lau	Sun

Kipualue

Energia
☆ ☆ ☆ ☆ ☆

Toiminta
☆ ☆ ☆ ☆ ☆

Nukkuminen
☆ ☆ ☆ ☆ ☆

Alku	Loppu

Kesto

Runkopaikka

Edestä	Takaa
Vasen	**Oikea**

Vakavuusaste

1	2	3	4	5	6	7	8	9	10

Alku	Loppu

Kesto

Runkopaikka

Edestä	Takaa
Vasen	**Oikea**

Vakavuusaste

1	2	3	4	5	6	7	8	9	10

Alku	Loppu

Kesto

Runkopaikka

Edestä	Takaa
Vasen	**Oikea**

Vakavuusaste

1	2	3	4	5	6	7	8	9	10

Muut oireet	Laukaisee	Avustustoimenpiteet

Kommentit

Kipu Lokikirja

Päivämäärä :-		Maa	Tii	Kes	Tor	Per	Lau	Sun

Kipualue

Alku	Loppu
Kesto	

Runkopaikka	
Edestä	Takaa
Vasen	Oikea

Vakavuusaste

1	2	3	4	5	6	7	8	9	10

Alku	Loppu
Kesto	

Runkopaikka	
Edestä	Takaa
Vasen	Oikea

Vakavuusaste

1	2	3	4	5	6	7	8	9	10

Alku	Loppu
Kesto	

Runkopaikka	
Edestä	Takaa
Vasen	Oikea

Vakavuusaste

1	2	3	4	5	6	7	8	9	10

Energia

☆ ☆ ☆ ☆ ☆

Toiminta

☆ ☆ ☆ ☆ ☆

Nukkuminen

☆ ☆ ☆ ☆ ☆

Muut oireet	Laukaisee	Avustustoimenpiteet

Kommentit